AF593073

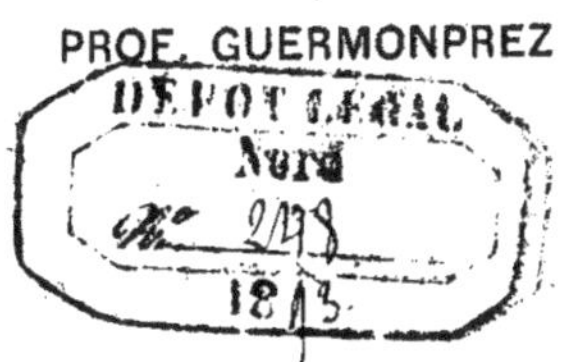

DE LA PRUDENCE EN THÉRAPEUTIQUE

LILLE,
L. QUARRÉ, ÉDITEUR,
64, Grand'Place.

PARIS,
J.-B. BAILLIÈRE ET FILS,
19, rue Hautefeuille.

1893.

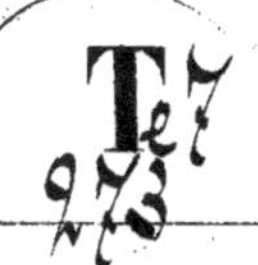

DE LA

PRUDENCE

EN

THÉRAPEUTIQUE

Les pages qui suivent sont dédiées à Messieurs les étudiants et anciens étudiants de la Faculté catholique de médecine et de pharmacie de Lille ;

Et plus spécialement à MM. Paul Baron, Louis Butin, Émile Camelot, Louis Delegrange, Victor Desbonnets, François Monestié, Victor Moissy, Joseph Salmon, Émile Van Peteghem, Pierre Vienne, Isidore Duchâteau, Pierre Souville, Henri Giraud, Victor Quilliot et Philippe Galland, qui les ont entendues.

Qu'ils veuillent bien trouver dans cette dédicace l'expression de mes remerciements pour leur bienveillante attention, pour leur persévérante sympathie, pour le zèle qu'ils ne cessent d'apporter dans ce qui touche à leurs études.

Que tous sachent bien le sentiment de fierté qui remplit l'âme de celui, qui a eu l'honneur de donner une part d'enseignement à des médecins déjà nombreux, qui exercent dignement et délicatement leur profession, en demeurant toujours et partout : fidèles à Dieu, soumis à l'Église et dévoués à la Patrie !

Salut à eux, qui sont médecins distingués, moins par le diplôme que par la science et la Charité !

Lille, 27 septembre 1892.

DE LA
PRUDENCE
EN
THÉRAPEUTIQUE

Leçon donnée à la Faculté catholique de médecine de Lille

PAR

le Prof. FRANÇOIS GUERMONPREZ,

Commandeur de l'Ordre de Pie IX,
Membre des Soc. des Sc. méd. et anatomo-clinique de Lille,
Corresp. des Soc. anatomique, de chirurgie et de thérapeutique de Paris,
De l'Académie royale de médecine de Belgique,
Des Sociétés de méd. et de chir. de Bordeaux, Lyon, Montpellier,
Nancy, Toulouse, Alger, Strasbourg, Gannat, Liège et Barcelone.

Recueillie par MM. MONESTIÉ, interne des hôpitaux de Lille
et SOUVILLE, interne de la Faculté catholique.

LILLE,
L. QUARRÉ, ÉDITEUR,
Grand'Place.

PARIS,
J.-B. BAILLIÈRE ET FILS,
19, rue Hautefeuille.

1893.

La question de prudence dans l'exercice de la médecine relève de l'enseignement d'un professeur de déontologie. Elle appartient surtout à mes honorables collègues, MM. les professeurs de morale et d'apologétique. Il ne saurait donc me convenir de la traiter dans toute son étendue.

Je ne puis cependant me défendre d'une véritable émotion, au moment où je reprends mon enseignement ordinaire pendant cette année 1891, qui a vu se succéder deux événements, qui ont vivement préoccupé l'opinion publique et qui ont davantage encore éveillé les justes sollicitudes et les délicates attentions de la conscience médicale.

Les injections hypodermiques de M. R. Koch ont eu leurs audaces, leur engouement, leurs déceptions, leurs victimes ; on peut même dire leurs mystères et leurs exploitations usuraires : c'est là un premier événement sur lequel il ne me semble pas opportun de m'arrêter.

Le cancer a été inoculé à un être humain. — Ce second événement, devenu public également cette année, nous touche de plus près. C'est en France, en plein Paris, à la tribune de l'Académie de médecine, que le fait a été porté, à peu près comme s'il entrait dans le mode ordinaire de nos investigations scientifiques. C'est seulement à la fin de sa communication, que M. le professeur V. Cornil juge à propos de hasarder quelques mots, qui expriment sa réserve personnelle au sujet des actes si graves dont il venait d'entretenir l'Académie. — Après s'être fait le porte-parole du coupable, il s'est efforcé de dégager sa responsabilité, sans trouver un mot pour flétrir sincèrement le forfait, que les hommes d'honneur et de devoir n'ont pas hésité à stigmatiser, en lui appliquant catégoriquement et énergiquement la flétrissure qui s'attache au crime et à la forfaiture.

Cet événement a été un sujet d'émotion pour vous comme pour moi, comme pour tout le monde médical contemporain : et il me semble que je réponds d'une certaine manière à la curiosité de plusieurs, en vous présentant publiquement l'exposé de ce que j'en pense.

Rien n'est plus loin de ma pensée que la prétention de prononcer un jugement sur une aussi grave affaire.

Toutefois, vous-mêmes, Messieurs, vous serez, à votre tour, appelés à dire votre opinion sur cette affaire, ou sur d'autres analogues. Il vous sera impossible de vous dérober. Plusieurs de vos condisciples m'ont témoigné leur confiance, par ailleurs, en me faisant l'honneur de me poser la question : — je ne vois pas pourquoi je ne pourrais pas transformer une réponse amicale en une sorte d'affirmation plus grave et plus mûrie que l'est une simple conversation ; — je ne vois pas pourquoi je ne pourrais pas rapprocher des *documents*, dont la valeur historique est considérable ; et des faits, dont la publicité très large établit la portée de *documents vécus* et incontestables.

Sans doute, les discussions de ce genre ne rentrent pas absolument dans l'ordre régulier des sujets réservés à mon enseignement. — Mais il est, en France, des libertés reconnues et acceptées pour toutes les chaires de haut enseignement. J'ai entendu un de mes maîtres affirmer dans sa chaire qu'il ne croirait à l'existence de l'âme que s'il la rencontrait un jour au bout de son scalpel ! Une pareille affirmation ne rentrait certes pas non plus dans le programme régulier de son enseignement ; et il usait des libertés de sa chaire, pour sortir, à sa façon, des limites étroites de son programme régulier.

Je veux bénéficier aujourd'hui des mêmes libertés.

Avant de commencer, je déclare me soumettre d'avance à l'autorité nécessaire de nos maitres incontestés, comme il arrive toutes les fois qu'il s'agit de matières de morale et de doctrine.

I

A notre époque d'ardentes investigations scientifiques, il faut bien s'attendre à des entraînements plus ou moins dangereux. Nous savons, — vous comme moi, — que la Foi est le garde-fou de la science. C'est le temps et le lieu de le rappeler. Je voudrais vous faire comprendre en outre comment les saines traditions médicales, et surtout les bonnes mœurs, peuvent protéger les chercheurs et les arrêter, avant qu'ils succombent au danger d'employer des procédés coupables.

Aussi bien, MM., le fait d'inoculer de propos délibéré une maladie à un être humain n'est malheureusement plus une audace nouvelle; et, sans vous adresser ailleurs qu'à l'Académie de médecine de Paris, vous en pourrez trouver un témoignage presque récent.

Le 22 janvier 1884, M. le prof. Verneuil faisait une communication « *sur l'inoculation directe de la tuberculose à l'homme* ».

« En ce qui concerne l'inoculation proprement dite, dit-il,
» les preuves font absolument défaut !... ou du moins, je me
» trompe : je connais d'abord le cas de l'immortel Laënnec,
» cas très incomplet, à la vérité ; — puis je sais qu'on a tenté
» directement l'expérience de l'inoculation sur un moribond
» et qu'elle a réussi ; mais je ne veux citer ici ni le pays où un
» pareil attentat a été commis, ni le nom de ceux qui s'en sont
» rendus coupables. »

En stigmatisant avec une aussi vigoureuse énergie le crime dont il savait l'existence, le savant chirurgien s'était fait un justicier impitoyable. Personne n'a trouvé qu'il eût été trop loin. Le silence de l'Académie peut être tenu pour une approbation implicite, comme si elle avait pris sa part dans cette condamnation catégorique, ainsi devenue un acte de haute justice.

Tout autre a été le ton de la communication présentée le 21 juin 1891 à la même assemblée par M. le prof. V. Cornil « sur les greffes et inoculations du cancer ».

En voici le résumé (1) : Deux femmes sont devenues successivement deux sujets d'expériences. Pendant le sommeil chloroformique, un chirurgien leur a d'abord enlevé un cancer du sein d'un côté ; il leur a ensuite pratiqué une inoculation expérimentale sur l'autre côté jusque-là demeuré indemne. Connaissant les expériences antérieurement pratiquées sur les animaux (d'abord par MM. Goujon et Onimus, puis par Legros, puis encore par M. Hanau, et tout récemment par M. Moreau à la *Société de biologie*), ce chirurgien savait parfaitement ce que chacune de ses deux opérées pouvait perdre par l'expérience : l'événement ne l'a que trop prouvé ! Il ne pouvait espérer aucun bénéfice POUR LA MALADE, comme compensation de la redoutable éventualité d'une inoculation, dont il entrevoyait le terrible succès. L'iniquité commise sur « des femmes non prévenues et non consentantes » est d'une évidence absolue. M. Cornil l'a lui-même compris : « Je n'entreprendrai pas, dit-il, la justification de ces expériences, à tous égards condamnables. »

Cependant la tribune académique a des libertés, qui ont permis d'achever la communication annoncée. Heureusement les libertés de la tribune sont tempérées par la liberté de la discussion. Malgré la surprise du premier moment, plusieurs répliques vigoureuses ont d'emblée flétri l'odieux procédé d'un

(1) Cette communication a été publiée *in extenso* par de nombreux organes de la presse médicale, notamment par le *Journal des connaissances médicales pratiques et de pharmacologie*, V[e] série, tome XI, n° 27, p. 141, 2 juillet 1891.

indigne, qui a profané la profession (1). Je tiens à vous lire ces répliques.

« M. Léon le Fort : Je ne saurais protester trop énergiquement, au nom de la chirurgie française, au nom de la morale, contre la tentative faite par le chirurgien anonyme dont vient de parler M. Cornil.

» M. Larrey : On ne saurait trop condamner de telles opérations ; c'est de l'immoralité chirurgicale. L'honorable rapporteur l'a fait entendre ; et c'est à l'Académie de le déclarer.

» M. A. Richet : On doit flétrir une telle manière de faire.

» M. Moutard Martin : C'est une action essentiellement criminelle, à mon sens : et l'Académie doit le proclamer.

» M. Cornil : Je n'ai pas manqué, dans ma communication, de témoigner des sentiments que vient de partager l'Académie.

» M. le Président (Prof. Tarnier) : L'Académie est unanime sur ce point. » (2).

L'indignation de l'Académie s'est donc manifestée le jour

---

(1) *Bulletin de l'Académie de médecine de Paris*, 3e série. Paris, 1891, t. XXV, p. 909.

(2) Les graves questions traitées dans cette leçon sont des motifs de préoccupation pour de hautes assemblées médicales. — Une preuve nouvelle en a été fournie plus récemment par un incident survenu à l'Académie royale de médecine de Belgique.

Le 28 novembre 1891, l'Académie poursuivait sa discussion publique sur la dilatation forcée de la matrice. M. le docteur Hicguet, de Liège, était à la tribune.

« Il ne faut pas croire que la perforation de la matrice, opérée dans des conditions d'asepsie, soit fatalement mortelle. Un chirurgien allemand, autre que celui cité par M. Titeca, VOULANT DÉMONTRER l'innocuité de cet accident dans ces circonstances, n'a-t-il pas perforé VOLONTAIREMENT la matrice, sans qu'il en résultât la moindre conséquence fâcheuse ?

» M. Thiry.— Je proteste, au nom de la dignité médicale et chirurgicale, contre des expériences de cette espèce ; j'ai déjà protesté, lorsque M. Titeca a rapporté une expérience analogue ; j'aime à douter de la réalité de faits semblables ; il est fâcheux que vous croyiez devoir en parler pour faire ressortir les avantages du curettage.

» M. Hicguet. — Il faut bien que je les cite cependant.

» M. Thiry. — Il est dangereux de les citer ; ce sont des choses que l'on

même. Le coupable y a été condamné. Le chirurgien félon y a été flétri, séance tenante.

Dès le lendemain, les journaux ont rapporté avec indignation cette « histoire navrante ». Ils l'ont qualifiée « assassinat perpertré avec un sang-froid et un calme, qui dénotent une perte absolue du sens moral chez le coupable ». Et vraiment, « d'un bout à l'autre de la presse parisienne, un tolle général s'est

---

doit cacher. Perforer une matrice volontairement, cela tombe dans le domaine du droit criminel.

» M Higguet. — Cela a été fait. Je ne discute pas la moralité...

» M. Thiry. — Dans tous les cas, si de telles expériences ont été faites, vous n'auriez pas dû les signaler dans une assemblée comme celle-ci, car elles n'ont aucune valeur scientifique ni pratique.

» M. Crocq. — Pour ma part, je ne confierais pas ma femme à un chirurgien qui perforerait volontairement une matrice.

» M. Thiry. — Et s'il le faisait, vous le poursuivriez, n'est-il pas vrai ?

» M. le Président (M. Gallez). — Permettez, Messieurs, à l'orateur de continuer son discours.

» M. Higguet. — Je ne cite pas cet exemple pour dire aux audacieux : Vous pouvez être imprudents et ne pas craindre de faire involontairement ce qu'un gynécologiste a fait de propos délibéré.

» M. Thiry. — N'en parlez pas alors ; de pareils faits ne sont pas favorables à la cause que vous défendez. » (*Bulletin de l'Académie royale de médecine de Belgique* ; IVe série, tome V, p. 756, 757. Bruxelles, 1891).

Le 25 juillet 1891, M. le docteur Titeca, de Schaerbeck, était à la même tribune et il affirmait :

« ... Le professeur Karl Braun, de Vienne, en présence de ses élèves réunis, perfora VOLONTAIREMENT l'utérus, sous le couvert de l'antisepsie, sans provoquer le moindre accident.

» M. Thiry. — C'est un peu raide cela.

» M. Titeca. — Cette expérience, que nous sommes loin d'approuver, avait pour but de montrer que la perforation utérine présente peu de danger, quand on s'entoure de précautions antiseptiques usuelles

» M. Thiry. — C'est un encouragement donné aux maladroits.

» M. Titeca. — Il est certain que, grâce à ces précautions, on est arrivé à ne plus tant redouter les lésions péritonéales. » (*Ibidem*, p. 448.)

Il est encore plus certain que le devoir de la prudence et celui de la justice ont actuellement besoin d'être rappelés, pour protéger les malades contre les imprudents aventuriers de la profession médicale.

Par là seulement, la médecine et la chirurgie conserveront leur rang élevé dans l'estime publique et se maintiendront à la hauteur de leur noble fonction dans l'ordre social.

élevé contre cet acte odieux... ; » — Plusieurs l'ont rappelé : « la vie humaine est chose sacrée... une protestation, ce n'est pas assez ; la loi a été faite pour tout le monde, y compris pour le médecin, dont le nom n'a pas encore été livré... » Et le chroniqueur de la *Gazette des hôpitaux* n'a pas craint de l'écrire : « Ce n'est pas seulement dans les Académies qu'une pareille conduite devrait être jugée. » (p. 681.)

L'explosion d'indignation a été remarquable. « Les protestations unanimes de la presse médicale ne laissent aucun doute à cet égard (1). »

« Quand un opérateur ou un siphiligraphe inocule à un malade qui l'ignore, soit du pus chancreux, soit un fragment de tumeur maligne, ce médecin, dis-je, doit être justiciable des tribunaux.

» Ne poursuit-on pas le médecin qui a causé involontairement la mort de son client, par suite d'une erreur dans la rédaction d'une ordonnance? Combien est encore plus coupable celui qui sait que le moyen qu'il emploie peut déterminer des troubles graves dans l'organisme, quand il n'amène pas rapidement d'issue fatale (2) ! »

Avec sa verve accoutumée, le *Journal de médecine de Paris* est entré en lice, en intitulant son article : « *L'inoculation du cancer in anima vili !* »

« Nous nous sommes souvent élevés contre l'abus de l'expérimentation, surtout lorsque celle-ci n'a pour but que d'éclaircir des points secondaires de pathologie et de nous éloigner des études cliniques. Mais nos critiques portaient surtout sur les expériences faites sur les animaux. Aujourd'hui les expérimentateurs vont plus loin et c'est sur l'homme qu'ils tentent leurs dangereuses et audacieuses expériences.

» C'est avec une véritable stupeur que nous avons entendu M. Cornil rapporter *deux observations*, dans lesquelles un

---

(1) *Progrès médical* du 4 juillet 1891, p. 5.

(2) *La pratique médicale*, V[e] année, n° 26, Paris, 30 juin 1891.

chirurgien, appelé par une malade pour enlever une tumeur cancéreuse du sein, s'est permis, pendant l'anesthésie, d'insérer dans la glande mammaire restée indemne un fragment du néoplasme enlevé. Ce chirurgien a eu le plaisir de voir sa greffe réussir et d'observer rapidement le développement du cancer qu'il avait inoculé.

» De tels faits se passent de commentaires. Comme l'a fort bien dit M. le professeur Léon le Fort, ils offensent profondément la morale. Nous ajouterons qu'il est absolument regrettable de voir un membre de l'Académie de médecine, fût-il sénateur, se faire le porte-parole du chirurgien qui a commis de tels actes et couvrir ces faits de son autorité.

» On nous objectera que l'intérêt scientifique prime toute autre considération. Mais quel intérêt majeur y a-t-il a démontrer que le cancer est inoculable chez l'homme? Nous nous en doutions déjà un peu. Il est, du reste, plus utile pour les praticiens de savoir comment on guérit le cancer que savoir comment on peut l'inoculer.

» Il faut bien en convenir hélas! messieurs les pathologues microbiens : vous imaginez les hypothèses les plus ingénieuses sur l'étiologie du mal ; mais vous ne vous souciez nullement de la seule branche qui nous intéresse : la thérapeutique. Je sais, maintenant, qu'on peut, à volonté, donner le cancer à son semblable ; mais j'aimerais savoir comment on peut le guérir (1). »

---

(1) *Journal de médecine de Paris*, 11e année, 2e série, vol. III, p. 305, n° 26 du 28 juin 1891.

Les étudiants eux-mêmes paraissent presque unanimes sur cette question. Dans une thèse de doctorat de Lyon, il est écrit que les expériences de transmission du cancer de l'homme à l'homme doivent être répoussées à cause des *considérations morales* qui empêchent les chirurgiens de tenter sur autrui des expériences qu'ils ne réaliseraient pas sur eux-mêmes. (Jean Fabre, *de la contagion du cancer*. Lyon, 1892, pp. 121-122.)

Dans sa thèse de Lyon (1892) sur « *la responsabilité médicale*, » M. le Docteur Fernand Merlin examine la situation du médecin qui propose à

Guérir la maladie, tel est, en effet, le seul idéal, le véritable but de toute science médicale ; et il faut reconnaître que l'aca-

---

son malade une opération nouvelle, ou un remède nouveau. Il se borne à invoquer les règles de bon sens et de logique que comporte toute profession. Puis il ajoute son opinion, qui tient pour nécesaire l'assentiment préalable du malade. (pp. 62-63.)

« Mais la situation devient toute différente, lorsque, dans un but scientifique évident et sans rechercher directement la guérison d'un malade, on tente des expériences hasardées, qui risquent d'être dangereuses. Si le résultat n'est pas certain et s'il s'agit uniquement d'un essai douteux, le médecin n'est pas autorisé à expérimenter.

» Un jugement de Lyon, en date du 15 décembre 1859, est édifiant à cet égard. La science n'était pas encore fixée sur le point de savoir si les accidents secondaires de la syphilis étaient inoculables. Un interne de l'hospice de l'Antiquaille, après autorisation du chef de service, inocula du pus de plaques à un malade atteint de teigne. La presse médicale publia le fait avec commentaires et le Parquet s'en émut. Les poursuites amenèrent la condamnation du chef de service et de l'interne, parce que la pensée dominante des prévenus, le but principal de leurs expériences, était de résoudre une question médicale qui laissait des doutes.

» Ici, évidemment, rien ne légitimait la tentative ; on espérait peut-être une atténuation de la teigne par le virus syphilitique ; mais, sur quelle donnée se basait-on pour émettre semblable hypothèse ? Et, en admettant qu'elle fût vraie, n'était-on pas toujours placé dans cette alternative, ou guérir la teigne en inoculant la syphilis, ou adjoindre à la première affection du malade une seconde plus redoutable encore ? Au fond, c'était bien de la pure expérimentation, — (comme) *in animâ vili*, — et les médecins avaient commis une véritable faute délictueuse.

» Les expériences de greffe cancéreuse entreprises ces derniers temps, et qui ont provoqué tant d'émotion dans le public médical, sont plus blâmables encore. Il s'agit, on s'en souvient, d'un médecin, qui, après avoir opéré un cancer du sein, inocula quelques parcelles de néoplasme dans le sein opposé. — L'expérience fut démonstrative ; mais à quel prix !

» Lorsqu'un médecin tient absolument à résoudre un problème scientifique de ce genre, il n'a que le droit d'expérimenter sur lui-même. Et les plus grands noms de la médecine ont conclu dans ce sens, souvent par le témoignage éclatant de l'exemple.

» Ainsi donc, pas d'expérimentation dangereuse, hypothétique, incertaine, sur le malade : telle doit être la règle !

» Le rôle du médecin est, avant tout, celui d'un guide, d'un ami, qui ne propose rien qu'il ne voudrait accepter lui-même ; s'il est pénétré, convaincu de la valeur d'un remède nouveau, qu'il en fasse l'emploi, mais seulement dans les limites précises de cette intime persuasion... »

M. le Dr F. Merlin fait ensuite le procès de la lymphe de Koch, de

démicien mis en cause n'a pas assez montré sa sollicitude sur ce point essentiel.

Berlin, « cette grande mystification, qui agita le monde médical en 1891 et finit par un effondrement. »

Il emprunte le sage jugement formulé dans l'excellent travail de M. Alfred Moreau, de Bruxelles, sur la responsabilité médicale ; et il admet, qu'avec ou sans le consentement du malade, « il y avait, dans tous les cas, une imprudence notoire à employer un remède secret, dont l'action pouvait être si violente ! MM. les prof. Cornil et Peter et le docteur Huchard déclarèrent nettement que les médecins n'avaient pas le droit de faire des injections à l'aide d'une substance qui constituait un remède secret et qu'ils devaient tomber sous le coup de la rigueur des lois. » (pp. 62 à 66.)

« L'expérimentation, qui n'a d'autre but que de résoudre un problème scientifique, est une manœuvre coupable. L'intérêt seul du malade doit guider le médecin dans tous ses actes. » (p. 79.)

Ces passages, puisés dans deux thèses inaugurales de doctorat en médecine, peuvent être considérés comme l'expression des tendances de droiture et d'honnêteté chez les étudiants qui les ont écrits.

Ceux qui ont la lourde charge d'enseigner à une pareille jeunesse, ont la noble et belle mission de consolider et de développer ces bons sentiments. Ils acquièrent en même temps le droit de combattre les penchants mauvais, qui demeurent inhérents à la nature humaine, dans la profession médicale comme partout ailleurs.

C'est tout le but des règles de déontologie médicale, qui font l'honneur de la profession. On verra plus loin que ces règles sont d'autant plus justes, qu'elles s'inspirent davantage des sentiments de Religion.

II

M. Cornil paraît avoir voulu introduire dans sa relation quelque chose qui ressemble à un sentiment de sollicitude patriotique. Il n'a pas nommé le chirurgien coupable ; il ne l'a même pas désigné. Il s'est borné à le qualifier « chirurgien étranger », sans préciser « étranger à quoi..... », sans dire étranger à l'Académie, étranger à la capitale, étranger au pays. C'est un hommage tacitement rendu aux traditions médicales françaises.

Vous ne l'oublierez jamais, Messieurs, quand un médecin français pratique une expérience sur l'homme, c'est aux dépens de sa propre personne qu'il a le courage et l'imprudence de la tenter.

On connaît les expériences de Trousseau, celle de M. Duchamp et surtout celle de M. le professeur Peter portant sur le virus diphtéritique C'est en public, c'est dans un grand service d'hôpital, qu'ils se sont badigeonné la gorge, en se servant de fausses membranes d'angine couenneuse (1).

---

(1) Pendant ses recherches sur la diphtérie, M. Peter a constaté deux fois sur lui-même les résultats négatifs de ses expériences. « Dans l'une, ce médecin courageux, ayant reçu sur la conjonctive gauche, pendant une trachéotomie, une fausse membrane semi-liquide, la laissa séjourner sous les paupières, et n'en ressentit aucune conséquence fâcheuse.

» Dans une autre, il imbiba un pinceau de la matière d'une fausse membrane molle rejetée pendant une opération, et se barbouilla de ce pinceau les amygdales, le voile du palais et le pharynx ; les suites furent nulles. » M. Duchamp (*Du rôle des parasites dans la diphtérie* ; thèse de Paris (1875) a obtenu un résultat analogue en répétant ces expériences. » (Sanné, art. DIPHTHÉRIE *du dict. encyclop. des sc. méd.* Paris, 1884, p. 652.)

Longtemps auparavant, M. le docteur Chervin avait proposé au ministre de l'Intérieur des expériences avec les hardes infectées des cholériques, *offrant de se soumettre le premier à toutes les épreuves* (1). Il n'avait pas été le seul à comprendre cette forme de dévouement scientifique et d'abnégation professionnelle.

Le docteur Halmagrand (Charles-Nicolas), d'Orléans, faisait partie de la mission française envoyée à Londres en 1832 pour y étudier le choléra. Il s'inocula plusieurs fois le sang des cholériques dans le but de prouver la non contagion de cette maladie et de calmer en même temps la panique générale. (*Discours funèbre de M. le Dr Chipault*; janvier 1892.)

Plus près de nous, M. Bochefontaine a avalé des déjections de cholériques. Je laisse de côté ceux qui encombrent les agences et harcèlent les organes de la presse pour faire parade d'expériences, dont la conduite étrange fait naître l'inévitable soupçon d'un étroit intérêt, comme serait un but de réclame (2).

---

(1) *Gazette des hôpitaux*. Paris, 1831.

(2) Le 15 février 1866, la Faculté de Montpellier distribuait solennellement à ses élèves les récompenses noblement gagnées dans une récente épidémie de choléra.

Fonssagrives « fut chargé de porter la parole et célébra le courage médical dans un langage qu'aucun de ses auditeurs d'alors n'a oublié. Il montra le médecin, tout entier aux autres, n'ayant pas une pensée qui se rapporte à sa sécurité propre, oubliant la contagion, ou du moins ne songeant « à s'en souvenir que le lendemain, quand, l'hécatombe finie, la » Science enregistre froidement, et comme des compensations pour » l'avenir, les enseignements que cette douloureuse épreuve lui a fournis. »

« D'une voix émue, Fonssagrives compara le médecin à cette sentinelle russe, qui, placée sur les bords de la Néva et oubliée pendant un débordement du fleuve, vit le flot monter, monter peu à peu jusqu'à elle, et, interrogeant vainement l'horizon, ne devança pas l'ordre qui devait la relever et se laissa stoïquement noyer dans sa guérite. « Nous aussi, » s'écriait Fonssagrives, nous sommes, en temps d'épidémie, des senti- » nelles que le devoir a placées ; le flot du danger monte, que celui qui » nous a mis là nous relève ; faisons comme le soldat russe, et nous » aurons bien fait ! »

Après avoir rappelé ce discours, M. le professeur J. Grasset ajoute : « Vingt ans après cette grande solennité, dont les échos vibrent encore

Comment oublier ce judicieux critique de l'action physiologique des médicaments, cet auteur remarquable qui a nom Rabuteau? Lui aussi a multiplié les expériences sur sa propre personne ; il a essayé à ses dépens une multitude de nouveaux médicaments, sans publier toujours les résultats qu'il en observait. Après avoir réussi un très grand nombre de ces aventureuses observations personnelles, il en vint à se tromper sur les probabilités d'un résultat qu'il cherchait : son audace imprudente le fit tomber dans une catastrophe : — et, dans une dernière expérience pratiquée sur lui-même, il est mort, victime de son indiscrète curiosité, dans la recherche de médicaments nouveaux !

Il nous faut d'ailleurs, Messieurs, rester justes dans l'appréciation de ces faits d'un zèle ainsi exagéré. — Laisser croire que les médecins français auraient une sorte de monopole de ces aventures imprudentes et indiscrètes, ce serait faire preuve d'un chauvinisme injuste et mal placé. — La vocation médicale s'inspire toujours et partout des nobles élans d'un dévouement généreux.

Hunter, Swediaur, Duncan, Lindsmann, Warvery, Laval,

---

dans notre esprit, le même fléau s'abattait sur notre France, suscitant les mêmes dangers, faisant naître les mêmes courages.

« Le professeur de 1866 s'était retiré dans un bourg de Bretagne, tout entier à sa famille et à ses études. Il avait abandonné sa chaire, qui était un honneur ; mais il ne pouvait abandonner sa profession, qui était une charge, surtout en face de l'épidémie.

» Il se précipite.... et la hideuse maladie, qu'il avait tant de fois fait reculer, dont l'énergie était à son déclin, qui agonisait en quelque sorte sous l'influence des premiers froids de l'hiver, réunissant, comme pour se venger, tout ce qui lui reste de force et de venin, le frappe traîtreusement et à mort.

» Et en deux jours, Fonssagrives, qui avait affronté tous les dangers, vu tous les ennemis, bravé et vaincu toutes les épidémies, était terrassé, et allait, le 21 novembre 1884, recevoir directement de Dieu la récompense de son courage médical, que les hommes lui marchanderaient encore aujourd'hui. » (*Fonssagrives*, *sa vie et son œuvre*, par le professeur J. Grasset. Montpellier, 27 mars 1885, p. 5, 6.)

se sont inoculé diverses maladies. Quatre élèves de Pellizier obtinrent de lui qu'il leur inoculât une maladie bien déterminée.

Au milieu de ce siècle, plusieurs élèves de Kuchemneister et le docteur Hollenbach avalèrent de la viande de porc ladre pour voir si les tœnias se développeraient dans leurs intestins, et l'un d'eux fut infecté par dix vers solitaires. En 1834, trois vétérinaires allemands : Hartwig, Mainn et Villain, burent du lait de vaches atteintes de fièvre aphteuse.

Jenner a inoculé la vaccine à lui-même et à son propre fils.

M. Metznikoff et M. Moczentkosky se sont inoculé la fièvre.

M. Koch s'est inoculé sa tuberculine ; et tous les élèves du laboratoire de M. Pasteur se sont inoculé le vaccin rabique.

Mais le plus célèbre de tous ces héroïques médecins c'est encore un Français. C'est ce Desgenettes, qui, loin de sa terre natale, pendant une campagne funeste, au milieu d'une armée désolée par un fléau contagieux et découragée par des revers accumulés, eut l'audace de s'inoculer la peste en Palestine ; et releva, par son seul mérite, le courage des chefs, la confiance des soldats, la résistance morale de l'armée tout entière. Il s'impose au souvenir de tous, lui, de qui la statue domine, chaque mardi, le registre de présence des Académiciens, et montre à toutes les générations qui se succèdent, en quelle estime est tenu le dévouement héroïque dont il fit la preuve, lorsque publiquement il s'inocula la peste à Jaffa (1).

---

(1) « L'héroïsme de la médecine balança l'héroïsme militaire. Tandis que Larrey court jusqu'au pied de la brèche et sous le feu de l'ennemi pour secourir les blessés, Desgenettes, mu par ce froid courage que donne le sentiment du devoir, parcourt avec calme des quartiers et des hôpitaux qu'a peuplés la peste. Il connaît tout le danger; il le brave ; il le déguise : il donne le change aux esprits par de faux noms ; la sérénité de ses traits et de ses paroles passe dans le cœur des malades; et, pour achever de raffermir les imaginations ébranlées, il prend une lancette, la trempe dans le pus d'un bubon, et s'en fait une double piqûre dans l'aîne et au voisinage de l'aisselle ; deux légères inflammations succédèrent. Ce fait est consigné par Desgenettes lui-même dans son *Histoire méd. de l'armée d'Orient*.... La tranquillité, qui revint dans les esprits, rendit la maladie plus légère et multiplia les guérisons. » *Éloge de Desgenettes*, par Pariset.

Le contraste est trop grand avec les traditions et usages connus (1) au-delà du Rhin. Les audaces et les imprudences de R. Koch sont de date trop récente ; les deuils qu'on reproche au professeur de Berlin ne sont peut-être pas tous terminés ! Passons rapidement sur ces tristesses et gardons fidèlement le noble souvenir du dévouement de Desgenettes.

---

(1) Le *Progrès méd.* du 10 déc. 1892, (page 495) rapporte encore un fait dont un de ses amis aurait été témoin, pendant un récent voyage à Berlin et à Vienne. « Les assistants, donnant des leçons de clinique, n'hésitent pas à anesthésier des malades qui n'en ont nul besoin, cela durant deux à trois heures, simplement pour habituer leurs élèves à examiner ces malades sous le chloroforme. » Le journaliste se borne à trouver : « autres pays, autres mœurs ! » mais il a grandement raison d'ajouter : « si une telle pratique était utilisée dans notre pays, l'interne qui y aurait recours courrait quelques risques de révocation ! »

C'est absolument vrai ; et cette présomption d'une mesure rigoureuse fait honneur aux administrations françaises, qu'on suppose capables d'un tel acte d'énergie.

Elle indique également quelle doit être la mesure de la sollicitude de ceux, qui prennent ou qui acceptent la mission de sauvegarder la vie ou la santé d'autrui, par le choix, ou par le contrôle des médecins, chirurgiens, pharmaciens, ou gardes-malades.

Voir la note des pages 10 et 11 ; et aussi celle de la page 36.

III

Le chercheur aventureux, dont M. Cornil s'est fait le porte-voix, n'a d'ailleurs pas la priorité qu'il semble avoir voulu chercher, même au prix d'un double crime.— C'est un berlinois, qui a le mérite peu enviable de la priorité. — Un rédacteur du *Progrès médical* le rappelle très à propos, en citant un passage de la *Bactériologie chirurgicale* de Senn, traduite par A. Broca (Paris, 1890, p. 294) (1).

Cette déception d'un ambitieux mérite quelque précision et justifie quelques détails, sur lesquels il est bon d'insister avec exactitude.

---

(1) Au *Congrès des chirurgiens allemands de* 1888, le chirurgien berlinois E. Hahn a relaté l'expérience suivante, positive, qu'il a tentée sur une femme atteinte de récidive inopérable de cancer du sein gauche. Autour de la masse principale, il y avait beaucoup de nodules cutanés. Hahn en enleva six avec toute l'épaisseur de la peau et les transplanta dans six plaies faites sur le sein opposé, tandis qu'il comblait les premières pertes de substance avec des fragments de peau saine. — Au 14e jour, *les greffes néoplasiques avaient pris ;* — quatre semaines après, de petits nodules se disséminaient autour d'elles ; — trois mois après, la malade mourait de généralisation ; et le microscope montrait la structure du vrai carcinome dans les nodules développés aux points inoculés. (Cf. *Berliner Klin. wochens*, 21 mai 1888, p. 413.)

Nous ignorons, ajoute le journaliste parisien, si Hahn, avant de faire cette expérience, a obtenu le consentement de la malade ; mais on remarquera que le fait est presque absolument le même que l'un de ceux communiqués à l'Académie par M. Cornil. Hahn a donc la triste priorité de ce genre d'expériences à tous les points de vue.

On remarquera surtout que le chirurgien berlinois a expérimenté sur une malade inopérable, tandis que l'autre a perpétré sa coupable manœuvre sur deux malades encore opérables, et qu'il venait d'opérer lui-même !

« On croyait autrefois à la contagion du cancer, » observe M. le docteur P. Michaux. Et il le prouve, en reproduisant un curieux passage écrit par Bayle et Cayol. — « Zacutus Lusitanus, médecin du XVIIe siècle, grand conteur de choses extraordinaires, rapporte que trois garçons furent attaqués de cancer au sein, pour avoir couché longtemps avec leur mère qui mourut de cette maladie. (*Praxis medica admiranda*, lib., I, obs. 124). — Un homme, dit Peyrilhe dans sa *dissertatio de cancro*, qui parut à Paris en 1774, un homme ayant sucé la mamelle cancéreuse de sa femme dans l'intention de la soulager, fut atteint, peu de temps après, d'un cancer aux gencives, cancer qui le fit périr. — Tulpius, au chapitre 8 du livre IV de ses *observations médicales*, nous apprend qu'une servante fut atteinte d'un horrible cancer au sein, peu de temps après avoir donné des soins assidus à sa maîtresse, qui succomba à cette maladie. »

Bayle et Cayol (*Dict. en 60 vol.* art. CANCER, Paris, 1812 ; III ; 676-677), se refusent à conclure ; et ils opposent à ces observations une série d'expériences négatives.

Cependant, à la même époque, à Paris même, Amard attribuait aux fluides altérés par le cancer « la vertu de propager le cancer par contagion » (1).

L'école lyonnaise cite, avec quelque fierté, la perspicacité

---

(1) AMARD. *Pensées sur le cancer*. Mémoires de la Société médicale de Paris. 6e année. M. le docteur Jean Fabre ne précise pas davantage l'indication bibliographique, dont il se dit redevable à M. le docteur Humbert Mollière.

La possibilité de la contagiosité du cancer, à laquelle croyaient les anciens, n'était même plus discutée dans les ouvrages classiques depuis de nombreuses années; et c'est à peine si quelques auteurs émettaient à ce sujet un doute timide. C'est l'opinion très judicieuse de M. le Dr O. Guelliot, de Reims, dans son instructive brochure le cancer est-il contagieux ? « Il paraît même, d'après quelques faits, que le cancer peut communiquer son infection ou la disposition cancéreuse aux personnes saines, qui ont des relations trop intimes ou trop inconsidérées avec un cancéreux » (FODÉRÉ).

« Je pense cependant qu'il est prudent de prévenir toutes les voies de

de Lazare Meyssonnier, qui, un siècle et demi avant l'auteur parisien, osait affirmer que le cancer est « une ladrerie particulière », c'est-à-dire une maladie contagieuse, une de celles pour lesquelles on discute, on accomplit même l'isolement du malade (1).

On a longtemps méconnu l'importance des successions de cancers, formant des épidémies de maison, ou des épidémies de village, dans des conditions qui écartent toute idée de transmission héréditaire. On admettait une simple coïncidence.... ; l'interprétation d'alors est abandonnée....; mais les faits restent et ils éveillent comme toutes les épidémies, la crainte d'une transmission par contage, soit médiat, soit immédiat.

M. Lucas, de Guy's hospital de Londres, a observé un homme opéré en 1881, puis en 1883, d'un *rodent ulcus* de la paupière et du front; — puis sa femme opérée, en 1884, d'un cancer au sein; — puis un pensionnaire logé chez eux, atteint, en 1886, d'un épithélioma de la langue. (*The Lancet*, 12 novembre 1887, p. 895.)

M. Winder Blyth signale trois personnes, qui avaient habité successivement la même maison et sont deveuues cancéreuses; puis un étranger qui visitait cette maison a eu un cancer; et la nièce de ce dernier également. (*The Lancet*, 1888, 1.)

M. le Dr Arnaudot a publié trois articles « sur le cancer en Normandie. » (*Normandie médicale*, 1er fév. 1889, 1er avril 1890, 15 février 1892). Il prouve que, dans la commune de Saint-Sylvestre de Cormeilles, dix-sept maisons, sur cinquante-quatre, fournissent la moitié des cas de cancers observés dans la commune. L'habitation est donc un mode de contagion du

---

communication, qui pourraient prouver son effet contagieux, dans la supposition où cette maladie pût se communiquer » (Bayle).

« Il y a longtemps, que pour mon compte, je regarde la contagion du cancer, non comme démontrée, mais comme possible » (Velpeau).

(1) Louis Guyon-Dubois et Lazare Meysonnier. *Le miroir de beauté et de santé corporelle.* Lyon, 1671. II. 105 et 203.

cancer (1); et il ajoute que l'eau est probablement le véhicule du contage.

M le Dr Fiessinger, d'Oyonnax, a signalé une autre épidémie de cancer presque confinée dans un petit groupe de trois maisons, isolé de cent vingt-trois autres maisons du village. A la fin de 1886 arrive une femme atteinte du cancer du sein; elle meurt en juin 1887. Un locataire de la même maison est atteint, en février 1888, d'un cancer au niveau d'une brûlure ancienne; il est opéré et meurt d'une récidive ganglionnaire en septembre 1889. Un second locataire de la même maison succombe en décembre 1889 d'un cancer du rectum. Puis deux voisins sont malades : Un jeune homme de 28 ans est atteint, dès mars 1888, d'un cancer de l'estomac; un enfant de 13 ans voit apparaître un ostéo-sarcome de la jambe en 1890.

M. le Dr Roy décrit une épidémie de village, également confinée à trois maisons au Bois (île de Ré). Une première femme est atteinte de cancer au sein en 1890. Quelques mois plus tard, une seconde femme est atteinte d'un épithélioma de la lèvre; elle habite une maison située en face de celle de la première. A la fin de 1891, une troisième femme est atteinte d'un cancer du rectum : sa maison est contiguë à celle de la première malade (2)

---

(1) « La maison, où a succombé un cancéreux est contaminée et mériterait une désinfection rigoureuse » (Guelliot.)

(2) On se tromperait si l'on supposait que le cancer sévit à peu près partout avec la même intensité ; il est des contrées où on signale sa rareté (Dr Pechancourt à Bourgogne, Dr Brodier à Bazancourt) tandis qu'ailleurs il est d'une fréquence exceptionnelle.

Il est fréquent dans la partie crayeuse de l'arrondissement de Vouziers.

Sur 10.000 habitants il meurt de cancer :

à Reims	100	habitants.
à Paris	104	—
à X...... (Ardennes)	266	—
à St-Sylvestre	335	—
à Oulchy et environs	1400	—

L'hérédité joue un rôle, mais l'eau paraît ne pas être sans action sur

M. le Dr Humbert Mollière a suivi une épidémie de maison, dans une habitation bien tenue, située sur les bords de la Saône, à Lyon. En 1873, le propriétaire succombe à un cancer de l'estomac. En 1877, un tailleur d'habits, qui occupe l'entresol, meurt de la même maladie. En 1880, c'est le concierge qui finit de même. En 1883, un homme, qui habite le second étage, est atteint d'un carcinome primitif des ganglions du cou et succombe au bout d'une année. Tous ces faits sont relatés avec détails dans la thèse de M. Jean Fabre (Lyon, 1892) (1).

A une date encore récente, « une dame, qui souffrait d'un cancer de l'utérus, avait pour garde-malade une jeune femme de 19 ans, forte et pleine de santé. Celle-ci malgré les conseils qu'on lui donna, continua à laver les linges souillés par les produits de l'ulcère de sa maîtresse. Six mois après la mort de cette dernière, la jeune femme fut admise au North Devon Infirmary, avec un volumineux produit cancéreux de l'aisselle dont elle mourut en peu de temps (2). »

Le docteur Richard Budd, auquel M. P. Michaux emprunte ce dernier récit, « dit avoir vu mourir de cancer cinq chirur-

---

l'éclosion et sur l'extension du cancer (elle agirait par ses mauvaises qualités).

Les conclusions d'un nouveau travail du Dr Arnaudet, sont formulées dans ces termes : 1° La fréquence excessive du cancer dans nos campagnes reconnaît une cause de lieu, et extérieure par conséquent à l'organisme ; 2° L'eau est le véhicule le plus habituel du germe cancéreux (observations) et les cas si nombreux sur nos plateaux privés d'eau propre en donnent la démonstration ; 3° Le germe se transmet entre habitants de la maison, soit directement, soit indirectement par les objets contaminés par un premier malade.

(1) Beaucoup de faits de contagion ont probablement été attribués faussement à l'hérédité. Dans quelle proportion cette hérédité entre-t-elle dans l'étiologie des maladies cancéreuses ?

Lebert, sur 102 cas, ne l'a constaté que 14 fois (soit 1/7 des cas. — Paget, 26 fois sur 160 (1/6). — Sebley, 34 fois sur 305 (1/9). — Siegrist. 2fois sur 77 (1/38). — Snow, 169 fois sur 1075 (1/6).

(2) *Médical record.* 32 décembre 1887, Cf. *Semaine méd.*, Paris, 1889, 238.

giens, qui avaient exercé dans ce même hôpital ; il pense qu'une telle mortalité ne peut s'expliquer qu'en admettant, au moins pour quelques-uns des décédés, une transmission contagieuse des malades atteints de cancer aux chirurgiens qui ont été chargés de leur traitement. »

Il cite, en outre, d'après le docteur A. H. Clemon, un cas de transmission du cancer d'un époux à l'autre : tous deux moururent de leur cancer.

M. le docteur Duplouy de Rochefort en a fait connaître un autre à l'*Association française pour l'avancement des sciences*. (Session de Toulouse, 1887.)

M. le docteur P. Michaux tient de M. le professeur P. Brouardel « la communication orale d'un cas, dans lequel il y eut, à peu d'intervalle, cancer chez la femme et cancer chez le mari. » M. le docteur Guelliot, de Reims, en a fait connaître un autre observé par M. Ollivier de Juvigny et par M. Péan, de Paris (1).

Un médecin français, aussi connu pour la fermeté de ses

---

(1) *Faits de cancers de différentes régions chez des conjoints* (Dr Guelliot.) — Les tumeurs peuvent être de variétés cliniques dissemblables, sans qu'il soit permis pour cela de nier à priori la relation de cause à effet.

M. Guelliot n'a en vue dans son étude que le cancer proprement dit, l'épithelioma et le carcinome. L'identification de ces deux néoplasmes tend de plus en plus à se faire.

1° La femme P...., meurt en 1883 à 50 ans d'une hémiplégie par hémorrhagie cérébrale. Elle était en récidive d'un cancer du sein qui avait été opéré huit ans auparavant. Le mari, qui était solide et sans antécédents héréditaires, est atteint, en janvier 1884 d'épithélioma de la bouche, il est opéré en 1885 à la maison Dubois ; récidive trois mois après et mort, à l'âge de 54 ans, au commencement de 1886. Le côté gauche de la bouche était rempli de champignons cancéreux (Dr Séjournet).

2° Cancer du sein droit opéré en février 1875, cancer secondaire du foie chez une femme. Le mari meurt 12 ans après en 1887 d'un cancer à l'estomac. (Dr Séjournet).

3° C...., de Maisy meurt en 1879 d'un cancer de l'estomac ; sa femme meurt en 1889 d'un cancer du foie. (Dr Lecuyer).

4° L..., 61 ans, succombe à la suite d'un cancer du cou, le 27 novembre

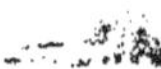

convictions religieuses, que par le succès de son enseignement à la Faculté (1818) et sous les tilleuls de l'hôpital Saint-Louis (1806), le baron Jean-Louis Alibert (1766-1837), « a eu le courage de s'inoculer à lui-même la sérosité ichoreuse qui s'écoule des cancers ulcérés. — Un autre médecin, animé du même zèle, M. Biett, s'est soumis à une semblable épreuve, — ainsi que plusieurs élèves; — et, dans tous ces essais, on n'a jamais eu lieu d'observer le moindre effet de la contagion. » C'est du moins ce qu'affirment Bayle et Cayol, d'après la *Description des maladies de la peau observées à l'hôpital Saint-Louis*. par J. L. Alibert (Paris, 1806, in-folio, p. 118). Mais cette affirmation d'innocuité n'est pas à l'abri de la controverse. Les résultats expérimentaux furent nuls immédiatement, écrit M. le docteur Paul Michaux, à part quelques accidents inflammatoires assez intenses, dont fut pris Biett. Il paraît cependant qu'Alibert succomba à une affection cancéreuse, dont je n'ai pu, ajoute M. Michaux, préciser le siège anatomique (1).

1872 ; sa veuve, 57 ans, atteinte d'un cancer du pied droit, meurt le 30 août 1875 (M. ROUQUET, d'Ay).

Observations de cancer chez deux conjoints, de même nature et de même siège (Dr GUELLIOT). — 1° En 1872, je voyais mourir à Cormayeux une femme de 54 ans, d'un cancer de l'estomac. Environ 13 à 14 mois après, son mari, âgé de 57 ans, mourait de la même affection. La maladie qui, autant que je puis me le rappeler était ancienne chez la femme, n'a pas duré plus d'un an chez le mari. Cet homme avait toujours été bien portant et était considéré comme un ouvrier vigoureux (Dr CHÉRUY).

2° En 1881, j'ai soigné une femme de Cumières, atteinte d'un cancer de l'estomac, à la période de cachexie qui a duré plusieurs mois. Son mari a été atteint alors et est mort rapidement en trois mois environ, de sorte qu'il est mort 10 ou 15 jours avant sa femme (Dr CHÉRUY, d'Hautvillers).

3° Époux M..., de Maisy, morts tous deux (cancer de l'estomac), vers la soixantaine l'un en 1846, l'autre en 1852 (Dr FENÉ).

4° Époux L..., de Craonne, morts (cancer de l'estomac) en 1852 et 1856 à peu près au même âge (Dr FENÉ).

5° M. N..., de Boury, mort en 1866, Mme N...., en 1872 (Dr LECUYER).

En somme, douze observations dans lesquelles les malades ont succombés à un cancer stomacal.

(1) La première de ces expériences fut faite le 17 octobre 1808, à l'hôpital Saint-Louis ; Alibert s'inocula au bras droit de l'ichor d'un cancer

En 1885, l'idée de la contagiosité du cancer avait tellement progressé, que M. Ledoux-Lebard a pu écrire, dans les *Archives générales de médecine*, une revue sous ce titre : « Le cancer, maladie parasitaire, »

En 1887, Chrobak a démontré tout le danger de faire une greffe involontaire de cancer pendant l'ablation du col de l'utérus (*Wiener med. wochenschrift*, 1887). M. Kirmission a, plus tard, confirmé et généralisé cette notion devant la *Société de chirurgie de Paris*.

Les mêmes idées de nature parasitaire et de dangers de contagion se retrouvent dans la thèse de M. Rappin (1887), « sur l'étiologie des tumeurs malignes » ; et, presque en même temps, dans un travail de M. Domingos Freire (1).

---

du sein, qui venait d'être enlevé chez une femme de 60 ans ; la même inoculation fut pratiquée sur un étudiant nommé Fayet et sur deux personnes présentes, Le Noble et Durand.

Huit jours après, le 24 octobre 1808, il renouvela l'expérience sur lui-même et sur les deux bras du docteur Biett. (Michaux, De la contagion du cancer. — *Semaine méd.*, Paris, 1889, 239).

(1) La simple étude topographique des affections cancereuses primitives est déjà toute en faveur de l'extériorité de la cause pathogène. Ainsi Andrews, établissant une statistique de près de huit mille carcinomes primitifs, arrive à cette conclusion que la maladie se développe dans l'immense majorité des cas sur les surfaces accessibles aux germes extérieurs et présentant des anfractuosités ou des follicules profonds, dans lesquels ils peuvent séjourner : lèvres, langue, estomac, intestins, utérus, mamelles, etc.

Sur ce nombre imposant, moins de deux cents fois seulement, le cancer s'était montré sur des parties du corps recouvertes de vêtements ou non accessibles aux agents du dehors.

Aux causes signalées par Andrews, il faut en ajouter une autre, qui a une grande importance : c'est l'état d'irritation ou d'ulcération de la peau ou de la muqueuse atteintes. Si la porte d'entrée n'est pas toujours manifestement nécessaire au développement de l'affection cancéreuse, il faut reconnaître qu'elle le favorise singulièrement.

En notant depuis quelques années les faits publiés dans les journaux,

En 1885, M. Gerster avait émis l'opinion que toute opération chez un cancéreux peut devenir une cause de dissémination du cancer (1).

Le 17 mars 1888, M. le docteur Antoine Sabatier, de Lyon, faisait, au *troisième congrès français de chirurgie*, à Paris, une curieuse communication sur « les dangers de la greffe des éléments cancéreux pendant l'extirpation des tumeurs malignes ». — Je partage absolument son avis, puisqu'il repousse toujours (2) le morcellement pour l'exérèse des tumeurs de mauvaise nature ; mais ce n'est, ni le temps, ni le lieu, de vous exposer ma pensée sur ce point. — « Aucun de nous, dit-il, ne consentirait à se laisser inoculer du suc cancéreux dans le tissu

---

M. le Dr GUELLIOT a pu dresser le tableau suivant, très instructif, de lésions précancéreuses de la peau ou des muqueus.

Plaies et cicatrices : Membres, 16 ; Tronc, 2 ; Tête et face, 2 ; Siège non indiqué, 4 ; Vésicatoire, 1 ; Cautère, 10 ; Brûlure, 42.

Ulcérations : Dentaires, 21 ; Simples, 2 ; Variqueuses, 3 ; Syphilitiques, 3 ; Diverses, 96.

Eczéma : Mamelon, 21 ; Tronc, 1 ; Anus, 2 ; Scrotum, 5 ; Vulve, 2.

Poriasis : Langue, 51 ; Lèvres, 1 ; Membres et tronc, 5 ; Organes génitaux, 2 ; Lupus, 29 ; Verrues, 22.

Fistules : Osseuses, 37 ; Urinaires, 2 ; Balanite chronique, 3,

(1) « On the surgical dissemination of cancer. » *Annals of surgery*, août 1885, p. 98.

(2) Dans l'observation suivante, la contagion paraît avoir été médiate, les agents transporteurs du contage auraient été des pipes fumées par un premier cancéreux atteint d'épithélioma de la face (Dr GUELLIOT.)

A T...., (Haute-Saône) existe une famille, dont presque tous les membres sont morts cancéreux. En raison de cette tare, les mariages sont consanguins. Des derniers représentants, S.... est mort, il y a un an environ, d'un épitholioma ayant débuté en 1879 par l'aile du nez. Toute la face a été envahie ainsi que le maxillaire supérieur. Sa femme, qui vit encore, a un cancer qui a commencé à l'angle externe de l'œil gauche ; la fille S..., actuellement âgée de 36 ans, est jusqu'alors bien portante ; mais son mari, qui n'a avec la famille aucun lien de consanguinité, et qui est âgé de 38 ans, vient d'être opéré d'un cancer de la langue. Or, il avait l'habitude de fumer les pipes, dont son beau-père avait fait usage. Notez qu'il n'était pas grand fumeur : la contagion semble donc ici fort nette.

cellulaire. Le danger, (même hypothétique), de la greffe, est la raison de ce prudent refus... *J'ai le droit de conclure que*, dans l'ablation des tumeurs malignes, *il faut redouter la greffe*, éviter de mettre en contact les éléments cancéreux et les parois de la plaie... (1) »

S'inspirant de faits analogues, M. le docteur Plicque fait remarquer, dans sa thèse de 1888, que la greffe, qui ne réussit pas, ou qui ne réussit que très difficilement sur le sujet sain, réussit très bien sur le sujet diathésique, dont l'organisme offre un terrain tout préparé (2).

L'année suivante, M. le docteur P. Michaux terminait sa remarquable revue, en concluant que, « sans démontrer d'une manière incontestable la possibilité d'inoculer le cancer, les expériences doivent cependant faire incliner dans ce sens l'opinion des observateurs. » — Peu après, Heidenhain ne craignait pas d'affirmer que, parmi les récidives locales de cancers opérés, un certain nombre doivent être mises sur le compte de la greffe (3).

L'idée de la greffe du cancer faisait ainsi son chemin ; en

---

(1) Congrès français de chirurgie, 3e session. *Procès-verbaux, mémoires et discussions*. Paris, 1888, 287-288, et *Province médicale ;* Lyon, 1888.

(2) Les conclusions du remarquable mémoire de M. Guelliot sont :

Le cancer est inoculable au porteur.

L'hétéro-inoculation est prouvée chez les animaux et probable chez l'homme.

Tout plaide en faveur de la nature infectieuse du cancer.

La possibilité de contagion ne peut être rejetée (observations).

L'hérédité est évidente dans bon nombre de cas, mais les auteurs ont de la tendance à exagérer son action étiologique, on peut l'évaluer à 10 ou 15 p. 100 au maximum. L'arthritisme et l'herpétisme sont des causes prédisposantes.

Les conditions du milieu, de régime de boissons en particulier, l'étude plus sérieuse de contagion permettront de déterminer les raisons des inégalités de répartition.

(3) Heidenhain. « Des causes de récidives locales du cancer après les amputations du sein. » *Archives de Langenbeck*, 1889. Traduit par Bernheim. *Archives gén. de méd.* Paris, 1889.

même temps, l'observation des faits abandonnés à eux-mêmes fournissait toute une série d'arguments nouveaux.

Les cancers secondaires du cœur sont de plus en plus considérés comme des résultats de transplantation d'un ou plusieurs débris de quelque tumeur primitive, qui, par les progrès de son développement, arrive à envoyer une ramification dans l'intérieur d'un vaisseau sanguin. Qu'un petit fragment vienne à en être détaché il suit le courant circulatoire jusqu'au moment où il se trouve arrêté, soit entre les piliers du cœur, soit dans l'une des terminaisons de l'artère pulmonaire.

Rieder, dès 1878, en a décrit un fait absolument démonstratif, sans oser en déduire toutes les importantes conséquences (1).

Kundrat (2) en 1885, à la *Société império royale des médecins de Vienne*, et surtout MM. Pic et Bret, ont fait connaître d'autres cas analogues. Ces derniers formulent nettement leur conclusion : la théorie de la transplantation (ou de la greffe) est la seule qui leur semble permettre l'interprétation rationnelle des faits qu'ils ont observés (3).

L'ensemencement du cancer par l'intermédiaire des vaisseaux sanguins est donc de plus en plus certain.

Il en est de même du transport et de la greffe par les voies de la circulation lymphatique ; et M. le prof. Debove (de Paris) a montré ce qu'il faut penser de la genèse des lymphangites cancéreuses, et surtout des adénites cancéreuses (4).

M. Odenius, dans une étude « sur la propriété infectieuse des cellules cancéreuses, » arrive à conclure que ces cellules peuvent vivre et proliférer, lorsqu'elles sont transplantées (5).

---

(1) Rieder. — *Des métastases des tumeurs par embolies.* Dorpat, 1873.

(2) Kundrat. « Endocardite cancéreuse, » *Semaine méd.* 1885, p. 65.

(3) Pic et Bret. « Cancer secondaire du cœur, » *Revue de méd.* 1891.

(4) Debove. « Note sur les lymphangites cancéreuses, » *Progrès médical*, 1874.

(5) Odenius. — *Nordiskt medicindskt. Arch.* 1881. *Revue d'Hayem.*

M. Bard et, presque en même temps, M. Brault, en viennent à considérer la cellule cancéreuse comme le véritable parasite du cancer; pour eux, la généralisation n'est qu'une greffe (1).

« Chaque cellule cancéreuse a sa vie propre, » écrit M. Brault; « Chacune a son autonomie, peut se transformer et acquérir une puissance de multiplication véritablement excessive » aux dépens de l'organisme du malade, qui est porteur de ce parasite.

C'est donc une notion scientifique de plus en plus acquise, de moins en moins contestée.

Un rédacteur de *la Pratique médicale* y insiste. « On savait déjà que le cancer était inoculable au porteur; ainsi, un noyau néoplasique se développe au niveau d'une plaie opératoire (par exemple sur la ligne blanche après l'ablation d'un cancer de l'ovaire), au niveau d'une ponction d'ascite cancéreuse (2), sur une muqueuse en contact avec une tumeur primitive; ou bien encore un malade, en se grattant, en s'essuyant, transporte des particules, qui s'inoculent au niveau d'une ulcération superficielle (3). »

M. V. Cornil a lui-même fait connaître plusieurs épithéliomas gastriques consécutifs et des épithéliomas de la lèvre, par une sorte de greffe des parcelles épithéliales avalées. M. le

---

(1) BARD. « Anat. path. gén. des tumeurs, » *Arch. de physiologie*, Paris, 1885, p. 247. « Des tumeurs du type épithélial, » *ibidem*, 519.

BRAULT. « De l'origine non microbienne du cancer, » *Archives générales de médecine*, Paris, oct 1885.

(2) WALDEYER, puis NICAISE. *Rev. de chir.* Paris, 1883, p. 841.

(3) Le même rédacteur énumère sur la question les articles les plus récents :

LADOUX-LEBARD, *Archives générales de médecine*. Paris, 1885. — BLYTH, *The Lancet*. 1888. — Dr P. MICHAUX, *Semaine médicale*, 1889. — M. TOURNIER, *Revue gén. de clinique et de thérap*, 1890. — Dr GUELLIOT, *Union médicale du Nord-Est*, 1891. — KIRMISSON et QUENU, *Dict. encyclop. et traité de chirurgie*.

Docteur Paul Michaux l'a rappelé dans son article de 1889 (p. 239).

Le résultat des expériences criminelles de M. Hahn et de celles de l'anonyme cité par M. Cornil, est un résultat qui pouvait être prévu : M. le docteur Jean Fabre a raison de l'écrire en termes exprès (page 126), dans sa thèse de Lyon, 1892, sur *la contagion du cancer*.

Il pouvait être prévu par l'étude attentive d'un certain nombre de faits cliniques : il en est où la multiplicité des tumeurs s'explique par une greffe des éléments cancéreux; le transport de ces éléments est opéré accidentellement, soit par le chirurgien, soit par le malade; — il en est où le contage s'est produit par le contact de deux surfaces opposées, ou bien par l'entraînement des éléments cancéreux, depuis le point où était fixé le cancer initial, jusqu'à un autre point situé au-dessous. — Dans ces circonstances, il s'agit de tumeurs secondaires, qui sont bien de même nature que les tumeurs primitives, et non pas de nature plus ou moins différente; il s'agit de foyers multiples, qui n'ont entre eux aucune communication vasculaire, ni lymphatique, ni sanguine ; il ne s'agit surtout jamais de néoplasmes parvenus à leur période de généralisation. — Ce sont bien et dûment des greffes dues à la pullulation de cellules entraînées par des phénomènes mécaniques ; — et ces documents importants ne sont pas des trouvailles de la dernière heure.

M. Von Bergmann a signalé en 1887 (11 nov.) à la *Société de médecine de Berlin* (*note sur les propriétés infectieuses du carcinome*), un malade atteint, depuis trois mois, d'un cancroïde de la lèvre supérieure ; ce malade présentait un second cancroïde sur la lèvre inférieure, en un point directement opposé, et se plaçant au contact immédiat du premier foyer toutes les fois que le malade fermait la bouche.

M. le docteur Guelliot a publié tout un travail et fait connaître quatre faits nouveaux, dans lesquels le malade a transplanté lui-même un épithélioma d'une partie à une autre de la surface de sa peau (1).

M. le docteur Hyvert rapporte une inoculation involontairement faite par le chirurgien au cours d'une amputation de la langue, atteinte de cancer. Une incision fut faite dans la joue pour faciliter l'acte opératoire : cette incision se cicatrisa ; mais, dans la cicatrice de la joue, on vit se développer un noyau cancéreux secondaire, appréciable déjà quinze jours après l'opération (2).

On connaît un autre cancer de la langue ensemencé dans la joue (Lücke) ; un cancer de la main inoculé à la conjonctive (Kauffmann) ; un cancer de la langue inoculé à l'œsophage, (Ricard) ou à l'estomac (Klebs) ; un cancer de l'œsophage greffé d'abord à une portion sous-jacente du même organe, et ensuite à l'estomac (Beck) ; plusieurs autres ensemencements de cancers du rectum (Kraske) ; il en est de même des cancers de l'utérus inoculés au vagin (Ahlfeld, Hégar, Spiegelberg), ou du vagin à la vulve (Guelliot). On connaît aussi le cancer du poumon à la suite d'embolies provenant d'un bourgeon cancéreux, faisant saillie dans une veine (Nicaise, *Rev. chir.*, 1883) ; ceux des tumeurs végétantes de l'ovaire, qui se greffent dans la région abdominale inférieure (Hyvert, p. 56 ; Nicaise, p. 848) ; le cancer de l'estomac, qui se propage au péritoine et ense-

---

(1) GUELLIOT. — Le cancer est-il contagieux? *Union méd. du Nord-Est.* Reims, 1891. — La contagion du cancer. *Gazette des hôpitaux.* Paris, 12 novembre 1892.

« Des faits nombreux, sur lesquels nous n'avons pas à insister, ont montré que le cancer est inoculable au porteur.

» De là à admettre que, dans certains cas, l'inoculation peut se faire à une autre personne, il n'y a pas loin.

» Les conditions nécessaires sont : 1° un sujet contaminateur ; 2° un autre sujet en puissance de réceptivité ; 3° une circonstance ou plutôt une série de circonstances favorisant le transport de la parcelle inoculable de l'un à l'autre. Cette hétéro-inoculation n'est-elle pas une véritable contagion ? »

(2) J. HYVERT. — *De l'inoculation cancéreuse.* — Thèse de Montpellier. 1872.

mence les portions les plus déclives de cette séreuse. (Virchow, *Traité des tumeurs*, 51).

Peut-on une démonstration plus péremptoire que celle d'une erreur chirurgicale observée par M. Hyvert — et reconnue dans le service de Letiévant à Lyon ? — Un homme de 67 ans porte, dans la région pubienne, une tumeur qui s'écrase pendant une exploration ; croyant alors à un kyste, le chirurgien cherche, par des pressions, à disperser le contenu dans le tissu cellulaire. — Cinq semaines plus tard, la tumeur se reproduisit : — on reconnaît un myxosarcome : « les éléments de la première tumeur, disséminés dans le tissu cellulaire, avaient, en se développant, produit la seconde tumeur ! »

Et M. le docteur Jean Fabre a raison, lorsqu'il admet que le cancer est inoculable au porteur de la tumeur primitive ; et lorsqu'il part de ce principe, pour formuler des règles importantes dans la pratique des opérations de cancer ; et pour préserver ainsi le chirurgien du malheur de faire involontairement la greffe de quelques particules du cancer, qu'il enlève.

« Il faut prendre des précautions minutieuses dans l'ablation des tumeurs cancéreuses primitives, *éviter le morcellement des tumeurs*, rester dans le tissu cellulaire sain, non seulement pour éviter de laisser dans la plaie des parties de la tumeur, mais encore pour éviter de mettre en liberté des cellules cancéreuses, émanées d'un noyau adhérent qui pourrait être enlevé dans un second temps de l'opération. — Il faut changer de bistouris, d'instruments, qui auraient pu être contaminés par le contact avec la tumeur. — Il faut cautériser légèrement la surface de la plaie ; pour chercher à modifier les cellules cancéreuses qui se trouveraient en liberté dans la plaie. — Ces précautions doivent être prises aussi du côté des mains du chirurgien et des aides, et cela surtout lorsque la tumeur est ulcérée.

» Dans l'ablation des ganglions qui ont subi la dégénérescence carcinomateuse, on doit aussi éviter de les transfixer, de les arracher ; car on risque, dans ces manœuvres, de les rompre et de faire écouler dans la plaie la bouillie qui les remplit » (page 136).

C'est donc un fait acquis avant la séance du 23 juin 1891 de l'Académie de médecine de Paris : le cancer est inoculable à l'homme — et les premières expériences faites aux dépens d'un être humain sont datées de Berlin en 1888 (1).

---

(1) Ce serait même en 1887, s'il fallait en croire la discussion du 25 avril 1889 au cours du *dix-huitième congrès de la Société allemande de chirurgie*. (*Semaine méd.*, 1889, 142, 1.) Von Bergmann présidait, et il ne paraît pas que la scandaleuse communication de Hahn (de Berlin) ait provoqué la moindre émotion dans ce milieu vraiment préparé pour la recevoir.

IV

Pourquoi, d'ailleurs, nous arrêter à une question de priorité scientifique ? La question est bien plus haute que peut l'être la portée utilitaire d'une trouvaille ; plus haute qu'une mesquine discussion de priorité ; plus haute même que les traditions d'honneur, de dévouement et de délicatesse, qui se transmettent parmi les médecins français.

M. le baron Larrey l'a bien indiqué : c'est la moralité professionnelle qui est en cause.

Louis Peisse est un lettré, qui fut jadis une sorte d'arbitre dans les questions de ce genre ; et il n'est pas difficile de savoir ce qu'il en aurait pensé.

« La médecine est, par excellence, écrit-il, la science bienfaisante et salutaire. Toutes les autres peuvent devenir les auxiliaires des passions et des intérêts qui divisent les individus et les peuples et leur fournir les moyens de s'entrenuire ; elle seule, exempte de toute intention hostile ou intéressée, n'intervient jamais que pour prévenir un mal ou le réparer. Gardienne de la vie des hommes, elle subordonne à ce but supérieur tous les intérêts, de quelque ordre qu'ils soient... L'esprit médical est, à ce titre, essentiellement social et civilisateur... (1) » C'est, en effet, la tradition parmi les médecins français.

L'avidité scientifique peut donc se manifester par d'ardentes investigations pour tous les chercheurs et sous des aspects

(1) *La médecine et les médecins,* Paris, 1857, I, 321, 322.

innombrables : toujours il y aura le frein salutaire du but supérieur ; toujours subsistera la protection nécessaire de la morale professionnelle.

La morale médicale restera, par essence, le gardien jaloux de la vie humaine.

Protéger et défendre la vie humaine, c'est toute la raison d'être de la médecine.

Ce motif élevé de la vocation médicale s'impose spécialement aux médecins catholiques, sans rien entraver des moyens honnêtes et des procédés de justice, pour contribuer, chacun dans sa mesure, aux développements des progrès scientifiques.

Ce n'est pas, chez nous, que la Société protectrice des animaux réussirait à entraver des recherches poursuivies pour multiplier les guérisons de nos malades. — Dans d'autres milieux, on met les animaux au même rang que l'homme, ou peu s'en faut, (transformistes, darwinistes, évolutionistes, etc.). Là, on proscrit systématiquement les vivisections avec une rigueur impitoyable ; ce fut une grave difficulté pour les recherches, si salutaires pourtant, de Sir Joseph Lister, de Sir James Paget, de David Ferrier, etc. ; c'est encore l'objet de l'unanime réprobation des savants.

Pour nous, catholiques, il n'y a aucune similitude entre l'Homme et les animaux. La distance qui les sépare est un abime incommensurable ; créé à l'image de Dieu, l'homme a une âme raisonnable capable de juger, d'aimer et de se déterminer librement. — Maître de la création, il a le droit incontestable de se servir des animaux pour tout ce qu'il juge utile aux diverses fonctions qui lui incombent. — Ce droit absolu de l'homme sur les animaux ne saurait guère trouver de plus noble application que celle de la médecine expérimentale ; et je ne crois pas qu'il ait jamais été contesté par un catholique éclairé, quelque part que ce soit. D'ailleurs, on peut le dire, la sensiblerie affectée des membres de la Société protectrice des animaux est aussi éloignée d'une saine et judicieuse appréciation des nécessités de la science, que les violences et les atrocités des barbares et des anthropophages.

Pour vous, Messieurs, il est peu intéressant de discuter le droit aux vivisections ; vous en voyez, ici même, dans notre école, la pratique journalière, à laquelle vous prenez, chacun pour ce qui vous concerne, la part personnelle qui convient à notre progression scientifique, à notre formation professionnelle. Je n'ai donc pas à vous apprendre de quelle liberté nous jouissons sur ce point ; et, lorsque vous aurez franchi le Détroit, vous serez frappé, comme je l'ai été tant de fois, du contraste qui existe, entre nos laboratoires de physiologie et ceux de la prude et sensible Albion.

Ces faits sont, d'ailleurs, de notoriété vulgaire.

Mais on ne sait peut-être pas assez, que, pour nous, des libertés plus grandes sont permises, on peut dire encouragées, lorsqu'elles poursuivent sincèrement et loyalement la recherche d'une vérité scientifique jusque-là inconnue.—Plusieurs s'étonneraient, s'ils savaient que les expériences sur l'homme sont tolérées, on peut dire encouragées, par nos moralistes catholiques, lorsqu'elles sont pratiquées conformément aux lois éternelles de la prudence et de la justice.

Et cependant, actuellement encore, existe assez près de nous, M. le professeur P. J. Van Beneden (1), qui a fait sur l'homme une expérience demeurée fameuse. Un condamné à mort lui a permis d'élucider enfin les migrations, jusque-là incertaines, du *tænia solium*. Le savant naturaliste était amené à cette expérience — comme à une conséquence naturelle de ses observations antérieures sur les animaux ; — aucun autre moyen ne permettait de résoudre la question ; — l'expérience n'était pas préjudiciable à l'homme qui devait la subir.

Les expériences sur l'homme ne sont d'ailleurs pas nouvelles pour les catholiques, alors même qu'elles sont très douloureuses et surtout aléatoires.

Toujours elles sont soumises aux mêmes règles — d'un intérêt supérieur, — de l'impossibilité d'y atteindre par un

(1) De Louvain.

autre moyen, — et surtout du consentement formel et explicite de l'homme, qui accepte de s'y soumettre en toute connaissance de cause. — Une preuve, entre beaucoup d'autres, est fournie par l'essai du contrepoison de Grégoire Caravita, chirurgien de Bologne.

L'expérience fut faite sur un condamné à mort, à Rome en 1524, sous le pontificat de Clément VII. Tous les détails en sont rapportés par Matthiole; traduction de Jean des Moulins (1).

Dans ces graves et délicates circonstances, une large liberté est laissée au catholique, protégé d'ailleurs, contre des éga-

---

(1) Lyon 1572 et 1679, p. 609. 610.

Le poison de Napellus est si cruel et si véhément à faire mourir les hômes qu'il n'y a contrepoison qui puisse y résister, si quant et quant, et promptement on n'y donne secours. Ce qui n'avient à ceux qui ont prins d'aconit, l'ai veu à Rome, un capitole l'an 1524, le premier an du Papat de Clément 7, la cruauté du Napellus. Car ledit Clément voulant éprouver la vertu d'une huile très excellente que M. Grégoire Caravita, Bolognois chirurgien, mon maistre pour lors, avoit composé contre tous poisons et morsures de toutes bestes venimeuses quelles qu'elles soient, commanda de donner à manger du Napellus à deux brigans qui estoient condemné à être pendus. L'un d'iceux qui avait beaucoup mangé de ce poison meslé parmi des tartes et des massepans fut, presens les médecins du Pape, oin de cette huile, durant trois jours et n'en mourut point, toutes fois il ne fut sans endurer grans et dangereux accidens. L'autre qui avait beaucoup moins mangé du pain empoisonné, ne fut pas oin de cet huile, pour expérimenter la force du venin de Napellus, laquelle montra tost son effet : car peu d'heures après ce pauvre malheureux mourut, tourmenté de toutes douleurs et passions qu'Avicenne a écrit s'ensuivre après avoir beu du Napellus. J'ai veu même à Prague, ville capitale du Roiaume de Bohême, l'an 1561 au mois de décembre. Il y avait un larron côdamné à estre pendu, auquel le bourreau bailla une drachme de racine de napelle incorporée avec du sucre rosat, presens les médecins de l'empereur voulant essaier la vertu d'un certain contrepoison tant renommé, assauvoir si pourrait résister au poison de napellus comme il avoit déjà fort bien résisté à l'arsenic, qu'un autre condamné avait beu du poids de deux drachmes. Le larron avalla volontiers ce poison, non seulement pensant qu'il valoit mieux mourir de venin dans la prison que d'estre publiquement pendu, ains aussi espérant que nous lui sauverions la vie. Pierre-André Matthiole. — *Il dioscoride con li suoi discorsi aggiuntovi il sesto libro de gli antidoti contra tutti i veneni*, Venise 1548, p. 610.

rements déplorables, par les règles admirables d'une saine et salutaire morale. — C'est ainsi qu'une découverte obtenue par le spiritisme est toujours réprouvée pour un médecin catholique. — C'est ainsi encore qu'un moyen préjudiciable au malade sera toujours impitoyablement repoussé par un médecin catholique.

Pour lui, le malade est « chose sacrée ; » et son premier précepte : *primo non nocere* (1).

---

(1) « L'empirisme, dit Max Simon, lorsqu'il s'agit d'une chose aussi précieuse que la vie de l'homme, s'il ne s'appuie sur une tradition rigoureuse, est une méthode bien hasardée ; et il est bien permis, ce nous semble, de redouter quelque peu les *tentatives avantureuses, auxquelles,* EN L'ABSENCE D'ENSEIGNEMENTS CERTAINS, *le médecin peut se laisser entraîner une fois qu'il est engagé dans cette voie.*

» C'est là surtout, où s'éteint le flambeau de la science, que LA MORALE vient rappeler au médecin le prix de la vie humaine, et *lui défend impérieusement de faire courir* à un bien aussi précieux *les chances de ses capricieuses inspirations.* » (*Déontologie médicale.* Paris, 1845, 266.)

V

De nos jours, les dépositaires de l'autorité morale parmi nous s'en rapportent nécessairement à la conscience du médecin, qui est régulièrement favorisée par les traditions d'honneur professionnel, par les exemples de délicatesse de ses maîtres et par la sollicitude éclairée de l'entourage.

Mais il n'en pouvait être de même à l'époque où l'Europe sortait de la période de barbarie, et où l'Église assumait la lourde et difficile mission de civiliser tous les siens, du haut en bas de l'échelle sociale.

Pendant toute la période du moyen-âge, « en France comme en Italie, en Italie comme en Espagne ; dans les circonstances graves, les grandes opérations n'étaient abandonnées, ni à la volonté du malade, *ni à l'arbitraire du praticien*, fût-il d'un mérite éminent. Il fallait au préalable une permission, soit de l'évêque, soit du seigneur de la localité ; il fallait une consultation solennelle en présence de la famille et des amis du malade..... Ainsi, vers le milieu du treizième siècle. Roland Capelluti, appelé à Bologne pour un cas de hernie pulmonaire, juge l'opération urgente ; mais, avant d'enlever la portion herniée, déjà tombée en putréfaction, il demande un permis à l'évêque ; il s'assure du consentement de la famille, de celui des trente amis du patient présents à la consultation et ne veut saisir l'instrument tranchant qu'après l'obtention primitive d'un bill d'indemnité... (1). »

---

(1) Émile Bégin, docteur en médecine, membre de la Soc. nat. des antiquaires de France; — *Chirurgie*, in : *Le moyen-âge et la Renaissance*. Paris, sans date; verso du folio IV.

Plus tard, la forme fut modifiée, mais le principe resta le même, toujours soucieux de sauvegarder le malade contre les erreurs ou les entraînements, qu'un contemporain a élégamment nommé le *prurigo secandi.*

Il est temps d'y insister.

« Un homme éminent, fils des circonstances, mais plutôt encore fils de ses œuvres, Guy de Chauliac..... fut presque à lui seul toute la chirurgie de son siècle. Élève de Raymond de Molière à Montpellier ; de Mondeville à Paris ; de Pérégrinus et de Mercadante à Bologne ; disciple de tous les praticiens distingués qu'il rencontra, soit en Italie, soit en Allemagne, soit en France ; devenu pendant vingt-cinq années le médecin, le chirurgien, le chapelain et le commensal des Papes d'Avignon ; Guy avait puisé aux principales sources d'instruction de l'Europe savante, quand il lui légua sa *Grande chirurgie*, monument admirable d'érudition, de méthode lumineuse et d'esprit de critique. Cette chirurgie n'appartient pas plus à l'École de Montpellier qu'à l'École de Paris : elle appartient à la France, dont elle est une des gloires les plus belles. » C'est ainsi qu'en juge le docteur Émile Bégin.

Pour Guy de Chauliac, n'est pas chirurgien qui veut ; la profession est importante et délicate. Pour y accéder, il faut faire la preuve d'une vocation ; et il précise à quels signes il sera possible de la reconnaître « Les conditions qui sont » requises au chirurgien sont quatre. La première est qu'il » soit lettré ; la seconde qu'il soit expert ; la tierce qu'il soit » ingénieux ; et la quarte qu'il soit *bien morigéné*, qu'il soit » hardi ès choses seures, et doutant ès périlleuses. Fuie toutes » maladies incurables et males cures, et soit gracieux aux » malades, et béning aux compagnons. Soit cautelleux en » prognosticant. Et soit chaste et attrempé et débonnaire et » miséricordiable... (1) » (Verso du folio 10 de l'édition de Maistre Jean Canappe.)

(1) L'édition de M. Laurens Joubert donne une traduction qui varie peu : « Quatriesmement, iay dit qu'il faut qu'il soit bien morigéré. Soit hardy

Le *commentaire* du chancelier-juge de l'Université de Montpellier n'est pas moins curieux que le texte lui-même.

« Nous en sommes prudemment aduertis, enseigne-t-il, par ceste ancienne sentence :

« Quoy que tu fasses, fay-le bien sagement.

» En regardant la fin premièrement.

» Car il faut tousiours preuoir et s'auiser de ce qui doit » rester après l'opération. Ce qui est rapporté à la nécessité et » utilité de l'opération... » (p. 9 et 10.)

Après avoir cité le texte de Guy de Chauliac, M. le Dr Ém. Bégin ajoute que « la chirurgie française doit être fière de voir » un des plus illustres maîtres professer des principes aussi » généreux... » (Folio 7.) Puis il établit une comparaison, ou plutôt un contraste, sur lequel il n'y a pas lieu d'insister ici (1).

A cette époque, on trouvait partout les mêmes préceptes, jusque dans le moindre manuel : « Avant que de faire les » opérations, il faut observer quatre choses : La première » quelle est l'opération. La seconde pourquoy on la fait. La » troisième si elle est nécessaire ou possible. Et la quatrième » la manière de la faire... La seconde, on la fait parce que la » maladie n'a pû estre guérie autrement (2). »

» ez choses seures, craintif ez dangers, *qu'il fuye les mauvaises cures, en* » *practiques.* Soit gratieux aux malades, bienveillant à ses compagnons, » sage en ses prédictions. Soit chaste, sobre, pitoyable, miséricordieux : » non convoiteux, ny extorsionnaire d'argent, ains qu'il reçoive modé- » rément salaire, selon son travail, les facultez du malade, la qualité de » l'yssue ou euenement, et sa dignité. » (p. 13.)

(1) Il se trouvait à l'étranger des chirurgiens également respectables. Témoin l'enseignement de Félix Wurtzius. « Un chirurgien doit avoir les mesmes soins de ses patiants que de soy-même. » (*La chirurgie pratique* de Félix Wurtzius, chirurgien très habile et très fameux à Basle... par Rudolfe Wurtzius, son fils, chirurgien à Strasbourg, trad. de l'Alleman en françois par Sauvin, doct. en méd. : Paris. — MDCLXXXIX, p. 77.)

« Nous sommes obligez, par les lois, tant divines que civiles, de procurer le bien de notre prochain, et de destourner son mal, ainsi que nous désirons qu'on nous fasse. » (p. 5.)

(2) Joseph de la Charrière : *Nouv. opérations de chirurgie.* Paris, 1687; p. 17.

L'*épitome* de M. P. Pigray exprime le précepte avec quelque naïveté : « Qu'il (le chirurgien) ne baille à qui que ce soit aucun venin, ou chose mortifère, ny qui puisse retarder la guérison des maladies. Mais, autant qu'il pourra, use de remède qui auance la curation, pourueu que ce soit seurement (1). »

Dans son *chapitre singulier*, Guy de Chauliac cite Galien au douzième livre de la thérapeutique et il fait siens les aphorismes du médecin de Pergame, (131, 200).

« *Sauver le corps, et non pas le destruire, appartient au » bon medecin, el non pas au mauvais...* » Puis il ajoute : « Garde-toi de mauvaises cures, et de fausses promesses, affin » que n'encoures le nom de mauuais médecin : et ne les prens » pas sur toy (2). »

» . . . Le chirurgien peut exercer utilement au corps humain » les opérations : pourveu seulement qu'il soit droictement » informé des intentions curatives... Ce qu'on pourchasse, » c'est la curation de chasque maladie... Conséquemment, » après avoir trouué les indications, *il faut* (selon le mesme » Galien) *enquérir quelles indications peuuent estre accom- » plies et quelles non.* Finalement il conuient inuenter auec » quoy, et comment elles sont exécutées... »

Il est des circonstances où les indications sont difficiles à élucider. « Adonc il faut rechercher en telles complications, » premièrement, de quoy sur tout l'homme est en plus grand » danger (3) car, quand, de quelque disposition le danger est

---

(1) M. P. Pigray. — *Epitome des préceptes de médecine et de chirurgie contenant plusieurs enseignemens et remèdes nécessaires aux maladies du corps humain* — à Lyon, MDCLXVI, p. 36.

(2) *La grande chirurgie de M. Guy de Chauliac*, médecin très fameux de l'Université de Montpellier, composée l'an de grâce 1363, restituée par Mr. Laurens Joubert... Chancelier et juge de ladite Université. — Lyon, MDCXLII, p. 4-5.

(3) Cette question de mesure est délicate et difficile. Elle peut varier, selon l'âge, les maladies antérieures, l'état constitutionnel et même selon les circonstances du milieu et des personnes de l'entourage. Elle est toujours importante. *Elle engage incontestablement la responsabilité* du

» imminent, l'intention est à ce qui haste ou presse le plus... » (p. 6.)

« La manière et la forme d'ouvrer profitablement. . » est formulée en très-bons termes, et toujours selon les mêmes principes, par un autre traducteur, Maistre Jean Canappe (Lyon, ce dixième de janvier MDXXXVIII). « Selon maistre » Arnauld de Villeneusue, elle est prinse de quatre considé-

---

chirurgien. C'est à lui de supputer si l'opération, réalisable en soi, doit être conseillée hardiment, ou bien si elle doit être tentée sous toutes réserves et comme ressource ultime d'une situation désespérée. Avant le conseil, avant l'action, le chirurgien doit savoir si l'opération donne des garanties presque complètes, si elle est exempte de tout danger. C'est une affaire de CONSCIENCE remarquablement définie par Paul Zacchias.

Nonnullæ chirurgicæ operationes, quæ fieri possunt, in tantum medicus suadere, aut tentare poterit, in quantum magnâ ex parte tutæ sint, et ab omni periculo absint : nam alias non sine conscientiæ gravamine suadentur, aut paraguntur. — Infirmus autem in tantum sustinere tenebitur, in quantum non magno cruciatu fiant, ex una aut altera vero salutem probabiliter promittant, et ab imminente vitæ periculo hominem eximant : ubi enim adsit magnus remedii cruciatus, ubi dubium sit, et hæsitetur, utrum magis profuturum, ac nociturum sit, ubi imminens periculum magnum est, æger potest tuta conscientia illud renuere, et medicis præceptis non obedire. — Pauli Zacchiæ Romani, totius status ecclesiastici protomedici generalis *Questionum medico-legalium* tomus secundus ; Lugduni MDCCXXVI, 670-2.

« Les opérations chirurgicales qui peuvent être faites, un médecin ne peut les conseiller, ni les tenter qu'autant qu'elles sont à peu près sûres et sans danger ; sans quoi ce n'est pas sans charger la conscience qu'on les conseille ou qu'on les exécute. — Un malade n'est tenu de les supporter qu'autant qu'elles ne seront pas très douloureuses, qu'elles peuvent faire espérer d'une manière ou d'une autre une guérison probable et qu'elles n'exposent pas la vie du patient à un péril imminent ; si un remède doit occasionner de grandes douleurs, s'il est incertain, si le médecin hésite pour savoir s'il sera avantageux ou nuisible, s'il y a péril imminent, le malade peut le refuser en toute sûreté de conscience et ne point obéir aux préceptes du médecin. »

Il est donc bien certain que la *conscience* du médecin est engagée. Il est *responsable* de son conseil. Il a le devoir de le baser sur une notion scientifique, qui se rapporte au danger le plus pressant, à la menace la plus imminente. C'est un *devoir de justice*, qui ne le dispense aucunement du ***devoir de la prudence.***

» rations. Premièrement ouurant artificiellemêt doit consi-
» dérer quelle est l'opération qu'il doit faire et exercer au
» corps humain. Secondement pourquoi il applique. Tiercemêt
» à sçavoir mou *s'elle est nécessaire* ou possible. Quarte-
» ment la droite manière d'appliquer. — La première chose
» est uue par la diuision des opérations de chirurgie
» comme est dit. La seconde est cogneue par la générale
» intention de chirurgie, laquelle *commande les œuures*
» *d'iceux au corps humain deuoir estre faites selon utilité,*
» *auec fiance de sécurité* (1). La tierce est cogneue par la
» considération des effets de l'œuvre, et des choses particu-
» lières qui viennêt de la partie du corps. La quarte enseigne
» que toutes choses conuenables au corps selon cette opération
» luy soient appliquées, et selon que luy est subiect, ou qu'il est
» comparé à elle, soient conuenablement exercées, et ce
» deuant l'application, et en l'application, et après l'applica-
» tion. » (folio et verso 5.)

Les préceptes de Guy de Chauliac ont été longtemps une véritable base des règles de déontologie chirurgicale. On en trouve le témoignage dans les *annotations de M. Laurent Joubert sur toute la chirurgie de M. Guy de Chauliac* telles que les a publiées son fils Isaac Joubert (2).

« LA SEULE SANTÉ EST LA FIN ET LE SCOPE AUQUEL NOUS
» VISONS TOUS. Or, nous l'attaignons par deux voyes : autres-
» fois en conservant la santé présente, autresfois en reintégrant
» celle qui est endommagée, ou en restituant celle qui estait
» perdue. » (page 8).

Une sévère discipline professionnelle se retrouve d'ailleurs

---

(1) La traduction de Laurens Joubert est ainsi formulée : « La seconde » est cogneue par la générale intention des chirurgiens, qui commande » leurs opérations au corps humain estre faites suivant fidélité, utilité, et » avec confiance de seureté. » p. 7.

(2) Le livre est daté de Lyon MDCXLII ; mais la préface est datée du premier jour de l'an 1580. — Guy de Chauliac a écrit sa *Grande chirurgie* en 1363.

dès les origines mêmes de la médecine. Son code est résumé dans une formule célèbre, malheureusement dédaignée de nos jours, après avoir été trop longtemps considérée comme une sorte de formalité, dans un des milieux universitaires français.

A mon avis, le dédain attribué au serment d'Hippocrate est une des erreurs de nos jours ; et il me semble rendre justice à ce grand homme, que l'on appelle le Père de la médecine, en vous lisant ce texte, que plusieurs croient connaître et qu'il est bon de relire quelquefois, malgré les ridicules de sa forme païenne.

« Je jure par Apollon, médecin, par Esculape, par Hygie et » Panacée, par tous les dieux et toutes les déesses, les pre- » nant à témoin, que je remplirai, suivant mes forces et mes » capacités, le serment et l'engagement suivants....

» Je dirigerai le régime des malades à leur avantage, suivant » mes forces et mon jugement, et je *m'abstiendrai de tout* » *mal et de toute injustice.*

» *Je ne remettrai à personne du poison, si on m'en* » *demande, — ni ne prendrai l'initiative d'une pareille* » *suggestion !...*

» Je passerai ma vie, et j'exercerai mon art dans l'innocence » et la pureté...

» Dans quelque maison que j'entre, j'y entrerai *pour* » *l'utilité des malades,* me prévenant de tout méfait volon- » taire et corrupteur...

» Quoi que je voie ou entende dans la société, pendant l'exer- » cice ou même hors de l'exercice de ma profession, je tairai » ce qui n'a jamais besoin d'être divulgué, regardant la dis- » crétion comme un devoir en pareil cas.

» Si je remplis ce serment sans l'enfreindre, qu'il me soit » donné de jouir heureusement de ma vie et de ma profession, » honoré à jamais parmi les hommes ; — si je le viole et que je » me parjure, puissè-je avoir un sort contraire ! »

Que cette formule, toute païenne qu'elle soit, ait eu longtemps force de loi, c'est un fait connu et incontesté.

Les vicissitudes qu'elle a traversées ne sont pas moins intéressantes que son texte primitif.

Ces passages du serment d'Hippocrate sont paraphrasés, comme une sorte de profession de foi, par beaucoup de vieux auteurs français : la paraphrase de Jacques de Marque, chirurgien à Paris, est bonne encore à rappeler.

« Quant au soin que j'aurai des malades, ie leur ordonneray la forme de viure, que de conscience et de iugement, ie scauray estre conuenable à leur mal : et les contregarderay, à mon possible, de tout danger et inconvénient. » (*Méthodique introduction à la chirurgie.* Lyon, MDCXLVII.)

« Les prières de qui que ce soit n'auront jamais ce pouvoir sur mon intégrité que de me faire condescendre à *donner jamais du poison*, ny le conseiller à aucun...

» Enfin i'exerceray ma profession, et conserveray ma vie *en toute probité* et pureté...

» En quelque maison et lieu que ie fréquenteray, ce ne sera que pour le bien et soulagement des malades ; *et me déporteray de toute mauvaise intention de faire tort à personne.*

» Je supplie le ciel d'estre propice et fauorable à la sincère intention, que i'ay, d'exécuter toutes ces choses, à l'honneur et gloire de la profession et de la mienne particulière. Qui si i'estais si malheureux d'enfraindre et contrevenir à mon serment : ie consens, en punition, d'estre disgracié et déshonoré pour jamais, et priué de tout contentement. »

Ambroise Paré dit sans ambages ce qu'il pense des mauvais médecins et des mauvais chirurgiens. « En lieu de guarir, ils font le plus souuent par leur impéritie ouurir le Ciel et la Terre ; le ciel pour receuoir les ames, et la terre pour les corps ; par quoy ils seront *cêt fois plus à craindre que les brigâs et meurtriers* guettans par les bois et chemins, parce qu'on les peut euiter et chercher un autre chemin ; mais le Chirurgiê est cherché du pauvre malade qui tend la gorge, espérant auoir secours de celuy qui luy oste la vie. » (Livre XXII chap. XII : *de la peste.*)

Par ailleurs, Ambroise Paré donne son avis, dès les premières lignes de son XXVIIIme Livre, sur la disposition d'esprit qui doit inspirer un chirurgien vraiment consciencieux :

« *Le premier et principal poinct est qu'il ait une* BONNE AME, AYANT LA CRAINTE DE DIEU DEUANT SES YEUX..... ! » (p. 1177 de l'édition de 1607.)

C'est bien là l'idéal ; mais il faut un milieu chrétien pour le réaliser.... Cet idéal ne peut jamais être compris, ni par les païens, ni par les adversaires de toute idée de Religion.

Cependant, la nécessité d'être un médecin probe et bien intentionné était appréciée, même à l'époque très relâchée des Romains égoïstes. Pendant cette période de décadence de la Rome antique, les médecins dévoués étaient les plus recherchés ; on conseillait ceux qui avaient le véritable et sincère « amour du malade ».

« A science égale, écrit Celse, mieux vaut un ami pour » médecin, qu'un étranger. »

Quum par scientia sit, utiliorem tamen medicum esse amicum quam extraneum. (Celse. *De re medica*, l. I, præfatio.)

Ce froid conseil est fait pour le malade. Il le préserve du médecin indifférent, toujours exposé à devenir négligent ou exploiteur, s'il ne résistait pas aux penchants pervers de l'humaine nature.

Plus noble, plus complet, plus efficace est le conseil de l'homme de génie, qui a inventé l'hémostase. Ce modèle des chirurgiens français a l'autorité morale nécessaire pour faire la leçon à tous les chirurgiens.

C'est à eux qu'il s'adresse ; c'est pour eux tous qu'il prononce ces deux grandes paroles :

Une âme bonne !
La crainte de Dieu !

VI

Pour les catholiques, le précepte est plus sévère et l'obligation plus stricte. Je n'en veux pour preuve que ce texte de Paul Zacchias, qui fut l'archiatre de plusieurs Papes : « Le médecin est tenu de prescrire les remèdes sûrs et certains, et non pas ceux qui sont douteux et qui peuvent exposer l'homme à un danger. » Medicus tenetur prescribere remedia tuta et certa, non dubia et quæ periculo possunt hominem exponere. (Pauli Zacchiæ *questionum medicolegalium tomus primus*. Lugduni. MDCCXXVI, 453.1.)

Lorsqu'il manque à ce devoir, le médecin commet une faute et il est coupable (1).

---

(1) Non esse parem culpam in omnibus medicorum erroribus, est notissimum ; ac consequenter paret non esse parem pœnam omnibus infligendam : nam si medicus per ignorantiam peccaverit, maxime affectatam puniendus quidem est, sed tamen illum pæna corporali puniri posse non conceditur... Quod tamen contrario modo evenit, ubi dolo medicus erraret,... quia *tunc pœna mortis esset dignus, ut est notissimum* Sic etiam graviter puniendus venit medicus, ubi suâ negligentiâ periret ægrotus qui magna negligentia culpa est... sed multo gravius puniendus, cùm dolo peccans ; *nam medicus* in ægrotum dolo peccans, ex mea sententia *proditorié agit ; cùm proditorié agere sit, unum actibus ostendere, et aliud in mente gerere......* At medicus ægroto se amicum in actibus ostendit, illi promittens ex oblatis medicamentis sanitatem, et tamen in mente aliud habet ; unde illi vel adhibet medicamenta contraria, et noxia, vel non adhibet opportuna ; et, si proditor dici potest quicunque, sub prætextu amicitiæ et bonæ voluntatis, graviter decipit, *et maxime qui occidit, certe medicus dolo in ægrum peccans proditor dici potest ; æger enim illum tanquam amicum ad suæ sanitatis custodiam convocare, et*

« La faute n'est cependant pas la même dans toutes les erreurs des médecins : c'est une chose certaine ; conséquemment la même peine ne leur est pas applicable.

» Si un médecin est coupable d'ignorance notoire, il faut le punir, c'est vrai ; mais on ne saurait lui infliger une peine corporelle.

» *C'est le contraire qui a lieu, si un médecin fait des erreurs, le sachant bien, et pour tromper ; car alors* IL MÉRITERAIT LA PEINE DE MORT, c'est évident. De même un médecin doit être gravement puni, si un malade meurt par sa négligence ; la négligence est une grave faute... Mais bien plus sévèrement doit être puni *celui qui trompe à dessein ; car le médecin qui trompe un malade pour lui nuire*, à mon sens, C'EST UN TRAITRE ! — *Trahir*, en effet, c'est *montrer un but dans ses actes et en poursuivre un autre dans son esprit*... Or, s'il arrive qu'un médecin se montre l'ami d'un malade par ses actes, lui promet la santé par les remèdes qu'il lui ordonne, tandis que, dans le secret de son esprit, il pense tout autrement : ou bien il lui donne des remèdes contraires à sa maladie ou nuisibles, ou bien il ne lui donne pas ceux qui conviennent : voilà pour le fait brutal. — Revenons aux principes généraux. — SI ON PEUT APPELER TRAITRE tout homme qui, sous les apparences de l'amitié et de la bienveillance, trompe gravement son semblable, A PLUS FORTE RAISON CELUI QUI TUE UN MALADE EN LE TROMPANT PEUT-IL ÊTRE APPELÉ TRAITRE ! Le malade, en effet, appelle le médecin comme un ami, pour qu'il lui conserve

---

ille sub hoc pretextu ejus vitæ insidiatur.... Si veneno occidens, etiamsi non sit medicus, proditor est..... quanto magis si medicus ille sit ?....

Dolus autem præsumi potest, tam in committendo, quam in omittendo : et primo præsumi potest in committendo : quandocunque medicus, relictis medicamentis tutioribus, et quæ magis in quotidiano usu sunt recurrit ad minus tuta, et inusitata, (et *maxime*, si illi ipsi antehâc in usu non fuerint).... Secundo, si remedia sint multum improportionata ægri naturæ, morbo, ætati, anni tempori, tempori item morbi, dolus præsumi potest.... (*Pauli Zacchiæ questionum medico-legalium* tomus primus, Lugduni, MDCCXXVI, p, 445-449).

la santé ; et sous ce prétexte le médecin agit contre sa vie ! SI UN HOMME QUI N'EST PAS MÉDECIN SE SERT DU POISON POUR TUER, C'EST UN TRAITRE..... COMBIEN L'EST-IL DAVANTAGE S'IL EST MÉDECIN ?

» Il peut y avoir de la fourberie, soit par action, soit par omission : — et d'abord par action ; chaque fois, qu'un médecin laisse de côté les médicaments sûrs, qui sont d'un usage quotidien, pour recourir à d'autres moins sûrs non employés, (et surtout s'il ne s'en est pas d'abord servi personnellement)... — deuxièmement, si les remèdes sont bien loin d'être proportionnés au tempérament du malade, à son âge, à la saison, à la période de la maladie, le médecin peut-être présumé trompeur... »

Cette doctrine sévère est celle, qui règle la conduite des médecins catholiques ; — et c'est comme telle que je vous la fais connaître, Messieurs, sans vouloir en rien modifier de la forme un peu archaïque.

Elle existait avant nous et elle nous survivra.

Elle est très au-dessus des hommes, qui ont la fatuité de vouloir la juger ; — elle est très en dehors des circonstances, où elle peut paraître froisser l'opinion publique.

Sur ce point encore, il faut préciser.

A une époque encore récente, les horreurs de la guerre civile ont pu mettre quelques médecins aux prises avec de douloureuses angoisses. Dans de semblables conjonctures, plusieurs comprendront mal, que le médecin ne distingue pas les amis d'avec les ennemis.

C'est le reste du souvenir barbare d'Hippocrate, refusant ses conseils aux ennemis de la Grèce, en même temps qu'il repousse les présents de Xercès.

La question n'est pas nouvelle pour les médecins catholiques. Elle est depuis longtemps jugée.

« Il faut tirer la même conclusion, écrit Paul Zacchias, *non seulement si un médecin refuse ses soins à un chrétien* qui les lui demande, *mais même s'il les refuse à une personne qui n'a pas la foi.* — Ainsi... Rodericus a Castro porte le même jugement, puisqu'il affirme que nous devons nos soins non seulement aux barbares, mais même à nos ennemis qui nous les demandent. Bien plus, cela est si vrai, dit-il, que, même si les malades sont ingrats envers le médecin, il faut ne pas les repousser.

» Mauvais est l'exemple donné par Hippocrate, (ajoute P. Zacchias,) Hippocrate qui refusa de soigner les Perses atteints d'une maladie pestilentielle, parce qu'ils étaient des barbares, comme *le prouve la lettre qu'il écrit à Histamen, préfet d'Artaxercès* (1) ; *de plus, comme s'il s'en glorifiait, il écrivait aux Abdéritains* (2) *qu'il avait refusé de délivrer*

---

(1) *Le grand Artaxerce, roi des rois, à Hystane, gouverneur de l'Hellespont, salut.*

Hippocrate, médecin de Cos, issu d'Esculape, a, dans son art, un renom qui est venu jusqu'à moi. Donne-lui donc autant d'or qu'il voudra ; donne-lui en profusion tout ce dont il manque ; et fais-le venir auprès de nous ; il sera égal en honneur aux premiers des Perses. Et, s'il est en Europe quelque autre homme excellent, attache-le à la maison du Prince sans rien épargner ; car il n'est pas facile de trouver des gens qui aient quelque puissance par le conseil. Adieu.

Hystane, gouverneur de l'Hellespont, à Hippocrate, issu des Asclepiades, salut.

Artaxerces, le grand roi, ayant besoin de toi, nous a adressé des officiers, commandant de te donner argent, or, et tout le reste, à profusion, dont tu manques, et autant que tu veux, et de t'envoyer hâtivement près de lui, et te promettant que tu seras égal en honneur aux premier des Perses. Arrive donc au plus tôt. Adieu.

Hippocrate, médecin, à Hystane, gouverneur de l'Hellespont, salut.

A la lettre que tu m'as adressée, disant qu'elle vient du roi, fais parvenir au roi ma réponse au plus tôt : nous avons provisions, vêtement, logement et tout ce qui suffit à la vie. A moi il n'est pas permis d'user de l'abondance des Perses, ni de soustraire aux maladies les barbares, qui sont les ennemis de la Grèce. Adieu.

Œuvres complètes d'Hippocrate. Trad. nouvelle par E. LITTRÉ. Paris, 1861, t. IX, p. 317.)

(2) *Hippocrate au Sénat et au peuple des Abdéritains, salut.*

..... Si je voulais m'enrichir par tout moyen, je n'irais pas auprès de vous, ô Abdéritains, pour dix talents ; mais je me rendrais auprès du

d'une grave maladie une nation ennemie de la Grèce. Hippocrate n'avait pas les sentiments de charité chrétienne qui doivent nous animer. — Scribonius Largus (*in proœm. lib. de comp. méd.*) a de meilleurs sentiments, et ne juge les hommes, ni par leur fortune, ni par leurs dehors ; mais il promet de venir pareillement au secours de tous ceux qui l'implorent, — et Amatus Lusitanus, quoiqu'il ne fût pas mû par la charité chrétienne, affirme dans un serment solennel qu'il a donné ses soins également aux hommes de toute religion.

» *Si donc un médecin pèche en refusant secours à une personne en dehors de la foi chrétienne, plus gravement encore se tromperait-il, si, ayant entrepris de soigner un infidèle, il négligeait son traitement. — Plus lourde encore est la faute, s'il donnait des médicaments contraires à la guérison ; et il mériterait une* PEINE NON MOINDRE *que pour avoir péché contre un chrétien* (1). »

---

grand roi des Perses, chez qui des villes entières remplies de toute l'opulence humaine deviendraient mon partage ; je guérirais la peste qui y règne. Mais j'ai refusé de délivrer d'une maladie mauvaise un pays ennemi de la Grèce, portant, moi aussi, pour ma part, un coup à la puissance navale des barbares, La richesse du roi et cette opulence ennemie de ma patrie me seraient un opprobre, et je ne les posséderais qu'à titre de machine de guerre menaçant les villes de Grèce. Richesse n'est pas gagner de l'argent de tout côté ; et grandes sont les saintetés de la vertu, que la justice ne cache pas, mais dévoile. Ne pensez-vous pas que c'est une égale faute de sauver des ennemis et de guérir des amis pour de l'argent ? Telle n'est pas notre conduite, ô peuple d'Adère ; je ne tire pas parti des maladies.... (*Œuvres complètes d'Hippocrate.* Trad. LITTRÉ. Paris 1861, t. IX, p. 329.)

(1) Amplienda autem principalis conclusio, ut procedat, non solum quando medicus negat opem suam homini Christiano ipsam imploranti, sed etiam si neget personæ extra fidem positæ. Ita.... in hanc ipsam sententiam consentit Rodericus a Castro (*lib.* 3. *med. polit. cap.* 5) qui, non solum Barbaris, sed et ipsis hostibus petentibus, debere nos subvenire affirmat. Immo hoc in tantum esse verum probat, ut, etiam si ingrati in medicum sint, tamen firmet non esse expellendos. Neque valet quod ex Hippocrate proponitur, qui recusavit Persas tanquam barbaros pestilente morbo afflictos curare, ut patet ex *ejus epistola ad Histamen Artaxercis præfectum* ; imo ipse, quasi de hoc gloriaretur, ad Abderitas scribens,

La doctrine catholique est donc absolument formelle.

En face du médecin, elle ne distingue plus ni les fidèles, ni les infidèles.

Le médecin a une égale obligation auprès de tous ses malades indistinctement.

L'obligation est étroitement prévue et strictement spécifiée, non seulement pour une forfaiture proprement dite, mais encore pour ces habiles roueries, qui, dans tous les temps, ont provoqué l'odieuse exploitation du malade par l'appât du lucre.

Il est curieux de montrer nettement l'énergique flétrissure qui frappait l'indigne au nom de la doctrine catholique.

Ici encore, je tiens à ne rien modifier, pas même dans la forme qui nous est peu familière, mais qui exprime avec authenticité l'exacte pensée du sage et judicieux auteur.

« Le quatrième cas (1) advient lorsqu'un médecin prolonge la

Regionem, inquit, *Græciæ inimicam malo morbo liberare recusavi*; neque enim erat Hippocrates *Christiana charitate, ut nos esse debemus*, munitus. — Multo profecto melius Scribonius Largus, *in proœm. lib. de comp. med.* non fortuna, neque personis homines æstimat, sed æqualiter omnibus implorantibus, auxiliis suis subventurum se pollicetur; — et Amatus Lusitanus, quanquam forte Christiana charitate non motus, quod de Christiana fide non bene sentiret (D'après N. F. J. Éloy, « il s'ap- » pelait Jean Rodriguez de Castello Bianco, et il conserva ce nom, tandis » qu'il ne fit pas publiquement profession de judaïsme; mais, lorsqu'il eut » levé le voile qui cachait sa religion, il se contenta de celui d'Amatus » Lusitanus. » I. 107.) in suo jure jurando cujus vis religionis hominibus æqualiter operam suam se præstitisse juramento solemni confirmat. — *Si ergo medicus peccat, denegando auxilium personæ extra religionem Christianam positæ : multo gravius tunc erraret, quando assumens curare infidelem, ejus curam negligeret*; — *Gravissime porro, si medicamenta saluti contraria adhiberet, nec minori pœnæ subjiceretur, quam si in Christianum hominem peccasset.*

Pauli Zacchiæ *Questionum medico-legalium tomus primus*. Lugduni. MDCCXXVI. 457. 1.

(1) Quartus casus est, cum medicus, morbum protrahat, remedia salutaria adhibere negligit, aut tarde adhibet : tunc enim non solum *peccat mortaliter*, sed tenetur etiam ad restitutionem mercedis et *est fur manifestus.....* Hoc autem est maximum malorum medicorum erratum, ex conclamata avaritia originem ducens, quod tamen in bonum medicum

maladie, néglige de donner des remèdes salutaires ou les donne tard : alors. en effet, non seulement il pèche mortellement, mais il est encore tenu de restituer les honoraires, *car il est manifestement un voleur*..... La plus grande faute des médecins c'est leur avarice avérée, qu'on ne peut jamais reprocher à un bon médecin. Les *Erreurs populaires* de Joubert, liv. 1, chap. 3 et celles de Mercuri, lib. 2. cap. 27, démontrent abondamment que les mauvais médecins ne peuvent pas toujours arriver a prolonger les maladies malgré leurs efforts. »

L'opinion du médecin israélite, qui eut son heure de célébrité, est encore un document intéressant à connaître, bien qu'il vante lui-même sa propre conduite Elle démontre l'influence salutaire de la bonne doctrine sur ceux, qui ne partagent pas notre Foi, mais qui se sont trouvés mêlés à la vie chrétienne de leurs contemporains.

« Le devoir d'un bon médecin, dit-il, fidèle et craignant Dieu, est de guérir aussi vite qu'il est possible : si, dans tout art, on doit éviter les lenteurs, à plus forte raison dans l'art de la médecine ; dans l'espèce, retarder, remettre au lendemain, c'est mettre la vie en péril......

» Un médecin cruel pouvait traîner en longueur la maladie de cette femme, ajoute-t-il ; il pouvait voir et revoir souvent celle que nous avons rendue à la santé au bout de deux jours seulement, guérie radicalement, sans douleur, et rapidement, nous le répétons. C'est ainsi que *doit faire* tout médecin très bon.... » Il a parfaitement raison de l'écrire. Il est juste de le reconnaître, sans s'arrêter à critiquer les expressions (1).

---

cadere nequaquam potest; sed neque malos medicos licet id machinentur, nempe morbos protrahere, perficere posse, abunde demonstrant Joubert, *Err. pop. lib.* 1, *cap.* 3, et Mercur. *lib.* 2, *Err. pop.* 37. (Pauli Zacchiæ *questionum medico-legalium tomus primus*. Lugduni. MDCCXXVI. 457. 1).

(1) Boni medici, et Deum timentis, officium est, celeriter quoad fieri potuerit curare : quoniam ab omni arte aliena est comperendinatio, potissimumque a medica, in qua dilatio, procrastinatioque vitæ periculum est... Poterat autem crudelis medicus hujus mulieris morbum in longum pro

Mais Ambroise Paré l'avait écrit et vulgarisé avant lui.

« L'office du bon médecin
» Est de guarir la maladie ;
» Que s'il ne vient à ceste fin,
» Au moins faut-il qu'il la pallie. » (1)

Les obligations professionnelles, qui nous incombent, sont donc parfaitement connues de tous........ Et ceux qui les observent se mettent à l'abri de toute controverse et surtout de toute flétrissure.

Il faut le proclamer très haut dans notre temps d'innovations précipitées.

« Faire une expérience en donnant un remède *probablement* dangereux pour le malade, bien qu'il fût très utile d'étudier ce remède, C'EST ABSOLUMENT ILLICITE, — *le consentement du malade ne peut rendre ce fait licite* (2). »

---

trahere tempus, eamque in reditu habere, quam nos duobus tantum diebus ad sanitatem reduximus, tuto, iucundè, et, ut diximus, celeriter, curantes, ut optimus quisque medicus facere debet...... (Amati Lusitani, medici physici præstantissimi *Curationum medici nalium Centuria I.* Lugdini. M.D.LXXX. p. 218. et aussi p. 5 et 6.)

(1) N° 28 des canons et reigles chirurgiques d'Amb. Paré, p. 1175 de l'édition de 1607 de ses *Œuvres complètes.*

(2) Experimenti causa adhibere remedia cum probabili ægroti periculo, etsi exploratio remedii multum utilis esse possit, graviter prorsus illicitum est, neque ex ægroti consensu licitum potest evadere. C'est la grande Loi morale ; ce n'est pas la seule.

Le lecteur fera bien de connaître les *lois existantes*, qui touchent la question. Elles sont lettre morte depuis juin 1891..... : mais, pour les médecins indépendants, qui se montrent jaloux de leurs libertés, ces lois seront bien vite redevenues « existantes ».

« Toute erreur ne doit pas entraîner la responsabilité, » disent excellemment Léchopié et Floquet. « Sans donner une règle fixe, ajoute M. Juhel-Rénoy, les juges ne prononcent une condamnation qu'en présence d'une *faute grossière, lourde*, et ils se garderont d'apprécier, au point de vue scientifique, les systèmes ou les opinions.

» *Conseillons cependant la prudence aux praticiens, et rappelons-leur le jugement du tribunal civil de Liège* (27 novembre 1889), décidant qu'une opération chirurgicale, pratiquée sans l'autorisation justifiée du malade ou

VII

Ma conclusion générale sera donc bien nette :

« Ni la recherche de la vérité, ni le désir du lucre ne per-

---

de celui sous l'autorité de qui il est placé, entraîne la responsabilité de l'homme de l'art en cas d'insuccès.

» La responsabilité sera bien autrement engagée, à mon sens, ajoute M. le docteur Juhel-Rénoy, médecin des hôpitaux de Paris, quand, par un but de pure curiosité scientifique, un médecin d'hôpital aura pratiqué. à l'insu de malades confiés à ses soins, quelque opération, inoculation, que ne réclame pas son état. Cette considération n'est pas à négliger, alors que, depuis deux ans, nous avons vu les inoculations de produits tuberculeux, cancéreux, être régulièrement, *officiellement (sic)* tentées, d'abord en Allemagne et aussi par malheur en France ! » (*Vie professionnelle et devoirs du médecin.* Paris, 1892, p. 144).

De ce texte de M. le docteur Juhel-Rénoy, il est nécessaire de rapprocher celui de MM. A. Léchopié et Ch. Floquet. (*Droit médical ou Code des médecins,* Paris, 1890).

« Toute erreur ne doit pas entraîner la responsabilité, si elle n'a été commise, en somme, que dans l'exercice régulier et consciencieux de la profession. Sans donner de règle fixe et précise à cet égard, on peut dire que les juges devront éviter de prononcer une condamnation, lorsqu'ils n'auront pas la certitude qu'ils se trouvent, comme disent la plupart des auteurs, en présence d'une *faute lourde,* quoique le texte des lois modernes ne renferme plus aucune distinction semblable. (*C. Colmar,* 10 *juillet* 1850, D. 52-2-196 ; *Nîmes,* 26 *février* 1884, D. 85-2-176 ; *Trib. civil du Havre,* 8 *décembre* 1889, *Gaz. des Trib.* du 3 janvier 1890).

» Les juges, d'un autre côté, se garderont d'apprécier, au point de vue de la science, un traitement ou une opération, c'est-à-dire de juger les systèmes, les opinions scientifiques, dans la crainte d'entraver outre mesure l'exercice de la profession. Deux arrêts, de la *Cour de Besançon,* du 18 *décembre* 1844, et de la *Cour de Caen,* du 15 *juin* 1844, mettent parfaitement en lumière ces principes. (V. aussi *C. Metz,* 21 *mai* 1867, D. 67-2-110.) Quoi qu'il en soit, les praticiens ne sauraient être trop prudents. car les *Tribunaux sont à peu près souverains,* la loi ne traçant à cet égard aucune règle fixe et précise. Ainsi, un récent jugement du *Tribunal civil*

mettent au médecin de se livrer à n'importe quelle entreprise qui ne convienne pas. — Que la crainte de Dieu, dont il sera

---

de Liège, du 27 *novembre* 1889 (*Gaz. des Trib.* du 2 janvier 1890) a décidé qu'une opération chirurgicale (l'ostéotomie), pratiquée sans l'autorisation justifiée du malade ou de celui sous l'autorité de qui il est placé, entraîne la responsabilité de l'homme de l'art, en cas d'insuccès.

» La responsabilité civile des hommes de l'art a été admise par les décisions ci-après, en vertu des articles 1382 et 1383 : *Trib. de Domfront*, 28 *septembre* 1830, contrairement à l'avis de l'Académie de médecine, qui avait été consultée; *Cass. rej.*, 18 *juin* 1835, conformément aux conclusions remarquables de Mr le procureur général Dupin, S. 35-1-401; *Trib. de Montbrison*, 14 *janvier* 1848, *Gaz. des Trib.*, 5 *février* 1848; *Cour Rouen*, 14 *avril* 1861; *Cass.* 21 *juillet* 1862, S, 62-1-817 : *Trib. de Gray*, 29 *juillet* 1873, D. 74-5-436; *Trib. de Liège*, du 27 *novembre* 1889 précité. Nous ne connaissons aucune décision qui ait visé les règles du mandat, au lieu des articles 1382 et 1383. » (A. Léchopié et Ch. Floquet. *Droit médical ou Code des médecins*. Paris, 1890, p. 203 et suivantes).

Cette question de jurisprudence est vraiment digne d'intérêt; elle mérite d'être suivie jusqu'au bout, — et toujours sous la forme impersonnelle et abstraite.

« Si la responsabilité civile est hors de contestation, il n'en est pas de même de la responsabilité pénale, vivement discutée, d'après M. Juhel-Rénoy. Cependant le praticien se souviendra que la jurisprudence est bien établie sur ce point, et que les médecins et chirurgiens peuvent être poursuivis en police correctionnelle, par application des articles 319 et 320 du Code pénal, qui traitent de l'homicide involontaire ou des blessures par imprudence.

» Les condamnations prononcées varient de 16 francs d'amende et six jours de prison, à un an de prison, et, en outre, des dommages-intérêts plus ou moins considérables au profit de la partie civile. » (Juhel-Rénoy, *Vie professionnelle et devoirs du médecin*. Paris, 1892, p. 145).

MM. Léchopié et Floquet sont du même avis : « La responsabilité pénale est plus sérieusement contestée que la responsabilité civile. Toutefois les auteurs, tout en examinant et discutant la question, admettent unanimement cette double responsabilité. La jurisprudence se prononce dans le même sens, décidant que les hommes de l'art peuvent être poursuivis en police correctionnelle, par application des articles 319 et 320 du Code pénal dont voici le texte :

Art. 319. « Quiconque par maladresse, imprudence, inattention, négligence ou inobservation des règlements, aura commis involontairement un homicide, ou en aura involontairement été la cause, sera puni d'un emprisonnement de trois mois à deux ans, et d'une amende de cinquante francs à six cents francs. »

Art. 320. « S'il n'est résulté du défaut d'adresse ou de précaution que

pénétré, lui serve de guide pour pratiquer les opérations

des blessures ou coups, le coupable sera puni de six jours à deux mois d'emprisonnement et d'une amende de seize francs à cent francs, ou de l'une de ces peines seulement. »

» ..... A Athènes on n'infligeait aucun châtiment au médecin, qui, par erreur et sans mauvais vouloir, causait la mort du malade confié à ses soins. (Antiphon, *Tétralogie*, III, 3, 5, Comp. Platon, *Lois*, 865; Thonissen, *Droit pénal de la République athénienne*, p. 253).

» Il va sans dire que, s'il y avait dol, intention malveillante de la part de l'homme de l'art, s'il avait *intentionnellement* causé la mort ou les blessures, peu importerait la préexistence d'un contrat. Il pourrait alors être poursuivi préalablement, non plus en vertu des articles 319 et 220, mais pour homicide et blessures *volontaires*, sans préjudice de l'application de toutes autres peines, notamment dans les cas d'avortement, de castration, d'administration de substances nuisibles, etc.... (*Art.* 309 *et suiv.*, 317 *et* 318 *du Code pénal*). — On conçoit en effet aisément que, dans l'intérêt de l'ordre public et de la sécurité des personnes, les contrats intervenus entre les particuliers ne puissent assurer l'impunité des criminels. C'est ici le lieu de signaler un curieux *Jugement du Tribunal de Lyon du* 15 *décembre* 1859 (*Gaz. des Trib.* des 16 et 22 décembre), qui a fait application de l'article 311 du Code pénal, (qui punit les blessures et les coups volontaires,) à des médecins de l'hospice de l'Antiquaille, qui, sans utilité aucune pour un enfant de dix ans placé dans leur service, l'avaient soumis à une expérience ayant pour unique but de trancher, à l'aide de l'inoculation, la question de communicabilité de la syphilis, à la période secondaire. » MM. Léchopié et Floquet pensent « que cette décision est allée trop loin et a fait une fausse application de la loi, car, quoi qu'en dise le jugement du Tribunal de Lyon, on ne rencontre pas, dans cette espèce, l'intention malveillante sans laquelle ne peut exister le délit de l'article 311. Ce serait plutôt là un des rares cas où, en l'absence de lien de droit résultant d'un contrat ou quasi-contrat établi entre le malade et le médecin, il conviendrait de faire, à ce dernier, application, au correctionnel, de l'article 320 du Code pénal, et, au civil, des articles 1382 et 1383 du Code civil, puisqu'il n'y a plus, de la part du médecin, qu'un simple fait préjudiciable, dégagé, nous le répétons, de tout lien de droit contractuel ou quasi-contractuel, fait qui, ici, se serait produit même absolument en dehors du traitement auquel était soumis l'enfant pour une autre maladie. »

Ces mêmes auteurs ajoutent « que, si l'on admet, avec la doctrine et la jurisprudence, la responsabilité pénale de l'homme de l'art, celui-ci pourra opposer, à l'action dirigée contre lui, la prescription de trois ans, tant devant la juridiction correctionnelle que devant la juridiction civile. Telle est du moins la jurisprudence. (*Cass.* 3 *août* 1841 ; 29 *avril* 1846; 21 nov. 1845; 6 *mars* 1855 ; et de nombreux arrêts de *Cours d'appel*). Cependant la *Cour de Riom* a jugé une fois le contraire, en matière civile, à la date

chirurgicales pour l'honneur et la gloire de Dieu même (1). »

N'allez pas croire, Messieurs, que, tenant pareil langage, je me permette une innovation, pour m'élever trop au-dessus des attributions qui me sont confiées. Je ne sors nullement des véritables traditions, longtemps conservées parmi les membres des diverses corporations françaises de Saint-Côme.

Un vieux chirurgien français, Jacques de Marque, chirurgien à Paris, inscrit quatre devises au frontispice de sa « méthodique introduction à la chirurgie. Lyon, MDCXLVII. » Elles indiquent l'objet de ses principales préoccupations : — In manu Dei fortuna jacet. — Virtuti fortuna cedit. — Certum teneo. — Melius spero.

---

du 28 *juin* 1841, par arrêt confirmatif d'un jugement du *Tribunal du Puy*, et M. Larombière s'est prononcé dans le même sens. (Larombière, *Traité des obligations*, art. 1882, n°s 8 et 9). Au contraire, n'admet-on, en principe, que la responsabilité civile, le délai de la prescription sera de trente ans, conformément au droit commun.

» La responsabilité pénale a été appliquée par les décisions suivantes, savoir :

» Par la *Cour de Besançon*, 18 *décembre* 1844 ; *de Colmar*, 10 *juillet* 1850 ; par le *Tribunal de la Seine*, 21 *juin* 1855 ; par le *Tribunal de Lyon*, 14 *décembre* 1859; aux termes du jugement précité (p. 212) qui, comme nous l'avons expliqué, a fait application, non plus seulement de l'article 320, mais bien de l'article 311 du Code pénal. Nous ne citons pas diverses autres décisions, qui, tout en prononçant l'acquittement des docteurs pour des raisons de fait, *ont toutes admis le principe* de la responsabilité pénale, et, *a fortiori*, de la responsabilité civile » (p. 208).

Reste encore *la déchéance du droit d'exercice de la médecine* : c'est une sanction légitime, qui serait une première et très efficace mesure de préservation sociale. L'idée ne serait pas nouvelle. Deux États de l'Amérique du Nord, la Géorgie et l'Iowa, ont pris les mesures nécessaires, pour que « tout médecin reconnu alcoolique ou morphiomane ne puisse plus pratiquer la profession dans l'un ni l'autre de ces deux États. »

Sans attendre la généralisation de cette dernière mesure, les imprudents aventuriers feront bien de se rappeler les « *lois existantes* », c'est-à-dire les art. 311, 319 et 320 du Code pénal et les articles 1382 et 1383 du Code civil ; ils feront surtout bien de se rappeler que, pour l'application de ces articles des Codes, « *les Tribunaux sont à peu près souverains.* »

(1) Neque propter quœstum et lucrum indecenti cuicumque operi succumbat, sed timore divino instructus ad ejus honorem et gloriam chirurgicas actiones exercere conetur. (P. Zacchias).

Vers la même époque, ces grandes pensées, qui dominent et inspirent toute la déontologie, se trouvaient catégoriquement enseignées par les maîtres de la corporation. Elles formaient la base de l'enseignement et avertissaient le débutant dès les premiers jours de son entrée aux écoles de Saint-Côme par l'épitome de P. Pigray : « Qu'il (le chirurgien) ne soit pas avaricieux ny cupide : mais plustot meu d'un désir de bien faire, et d'une affection fraternelle envers son prochain, et surtout qu'il soit aux pauvres charitable et miséricordieux, qui est le contentement d'une conscience bien réglée » (p. 37) (1).

Un siècle plus tard, c'était encore l'enseignement de Dionis : « Il faut qu'un chirurgien ait de l'humanité, qu'il exhorte ses » malades à la patience, qu'il compatisse à la douleur qu'ils » souffrent... » (2).

C'est une nécessité professionnelle, dont il est indispensable que vous soyez profondément pénétrés, Messieurs, puisque vous êtes et restez sincèrement catholiques (3).

Le prof. Ch. Schützenberger, de l'ancienne Faculté française

---

(1) Pierre PIGRAY, mort à Paris le 18 nov. 1613, était un chirurgien célèbre sous le règne de Henri IV et sous celui de Louis XIII. Il exerça à Paris, à l'armée et à la cour, et partout avec la plus grande réputation. Élève d'Ambroise Paré, il fut regardé comme l'héritier des connaissances de cet habile maître, d'après Éloy.

Le même auteur (P. PIGRAY) continue : « Qu'il soit dextre de l'une et l'autre main, *propre* et bien exercé en son art, *hardy ès choses seures* et *prudent ès périlleuses, sans toutefois estre trop audacieux et téméraire.* »

(2) DIONIS. *Cours d'opérations de chirurgie*, 2e édit., Paris, MDCCXVI p. 16.

(3) « Médecins, le courage du sacrifice, où l'apprendrons-nous, sinon à l'école de celui qui s'est laissé clouer au gibet, comme un infâme malfaiteur? C'est de la croix que la charité rayonne comme de son vrai foyer. O Christ! ouvrez-nous votre cœur! donnez-nous la Charité! » (Dr SURBLED. *Le Médecin devant la conscience*, p. 211).

« O Christ! Docteur suprême, préservez les médecins des fausses doctrines : confirmez-les dans la religion, la science, le dévouement, et soyez leur récompense au lendemain immortel. (IMBERT-GOURBEYRE. *Discours sur les origines chrétiennes de la médecine*, prononcé à la rentrée solennelle des Facultés de Clermont-Ferrand le 3 novembre 1886. Conclusion).

de Strasbourg, a formulé des idées de philosophie médicale, qui ont trouvé un écho sympathique au milieu des dernières générations médicales françaises d'Alsace. Entendez ce qu'il enseignait le 19 novembre 1861 : « La médecine a sa source dans un des sentiments les plus nobles du cœur humain. Elle répond à ce qu'il y a de plus élevé dans notre nature morale. A mesure que la conscience s'éclaire, la compassion instinctive pour la souffrance d'autrui s'épure ; elle s'élève et se transforme en *une idée morale et religieuse, celle du* DEVOIR, *dont l'expression la plus élevée et la plus pure* se résume dans *l'amour de l'homme pour son semblable*, dans la CHARITÉ, dans le DÉVOUEMENT *à son semblable.*

» La tradition nous montre la médecine et la religion confondues chez les peuples primitifs... Le Christ lui-même guérit les malades et ressuscite les morts. Le christianisme fonde des corporations religieuses dévouées au traitement des malades ; il a créé les hôpitaux, les asiles, et a multiplié sous toutes les formes les institutions d'assistance médicale...

» Pourquoi donc le médecin le plus obscur affronte-t-il incessamment ce qui frappe de terreur les âmes vulgaires ? La contagion, l'infection, le miasme pestilentiel des épidémies sont des dangers qu'il brave, non pas une fois, par hasard, et sous les regards du monde, mais tous les jours, obscurément, sans espoir de rétribution ni de distinction... Incessamment la mort menace celui qui lui dispute ses victimes. Elle le menace insidieuse au lit du malade. Elle le menace brutalement, quand, sous les balles du champ de bataille, il vient panser la blessure de l'ennemi jeté à terre ; elle l'atteint presque sûrement, quand, après le carnage, ces milliers de blessés, amis et ennemis, encombrent les ambulances et les hôpitaux, exhalant par tous les pores l'infection du terrible typhus. Le médecin le sait et il ne recule pas ! Car, s'il y va de sa vie, il y va aussi de son honneur ; et l'honneur du médecin, c'est précisément son dévouement à l'humanité !

» . . . Sous toutes ses formes on fait appel au dévouement du médecin..... ; et partout le médecin répond à l'appel, *donne* son travail, prodigue sa science et sa vie.

» ... Le monde, le public trouvent cela si naturel, cela est entré si avant dans les habitudes, que, l'ingratitude aidant, la libéralité et le dévouement ont fini par compromettre sérieusement l'avenir professionnel .. Aujourd'hui la société vous demande de longues études, des garanties sérieuses et nullement gratuites de science et de capacité pratique. Demain elle vous demandera, elle acceptera votre dévouement sous toutes les formes...

» ... Ce qui ennoblit notre belle profession de médecin,... c'est avant tout sa valeur morale.

» Cette valeur est indépendante de toute position officielle. Quelle que soit celle que vous occuperez un jour dans la hiérarchie médicale, vous pouvez y porter haut la conscience des services rendus et de votre dignité morale. Elle peut appartenir au modeste praticien qui chevauche péniblement à travers la neige des montagnes, au même titre qu'au docteur élégant qui roule en équipage sur le pavé des capitales.

» La confraternité médicale est le symbole de cette égalité ; elle place au même rang de dignité le médecin du pauvre et le médecin du riche ; le docteur en habit noir et le docteur en uniforme de soldat. Car, partout où elle s'exerce, la médecine est au service de l'humanité.

» C'est dans sa propre conscience, que le médecin doit puiser incessamment force et courage ; c'est là, qu'il trouvera le plus puissant stimulant, pour s'élever et se maintenir partout et toujours à la hauteur de sa mission. S'il y réussit, l'exercice même de sa profession lui réserve les plus grandes, les plus nobles récompenses ; il y trouvera les joies les plus vives...

» Conserver un chef à sa famille, une mère à ses enfants, un enfant à ses parents ; rendre la santé à un ouvrier qui n'a que ses bras pour préserver les siens de la misère ; amener à la lumière l'enfant que la mort dispute à la vie, le donner une seconde fois à sa mère ; il y a là pour la conscience médicale de ces joies intimes qui compensent bien des déboires...

» Guérir les maladies et conserver la santé : tel est, vous le savez, le but essentiel de la médecine. Pour atteindre ce but, pour réaliser sa mission, la pratique médicale ne peut suivre qu'une voie générale : *employer ce qui est utile, écarter ce qui est nuisible* ! L'essence de la médecine est là ! C'est à cela qu'aboutissent tout l'art, toute tendance pratique de la science médicale ! » (P. 27 à 32.)

» Le médecin est le ministre de la vie... ou, comme disaient déjà les anciens, il est le ministre de la nature (1), *naturæ minister*. Il n'en est pas le maître et le dominateur » (p. 37).

Messieurs, je vous demande pardon d'avoir fatigué votre attention par une aussi longue citation ; mais je m'en serais voulu si je l'avais abrégée davantage. Cette loyale parole, qui vient d'au-delà des Vosges, n'est-elle pas deux fois française?

Laissez-moi y trouver une sorte de vengeance de la vieille et intacte tradition médicale française. Elle venge la génération médicale contemporaine de la tache que lui a faite un félon. Ce félon a été honni par tous au lendemain de la communication du 9 juin 1891. Disons hautement cette grande et haute parole, qui vient de l'Est de la France et qui renie impitoyablement le félon, comme un indigne et un profanateur de la médecine !

Que d'autres parlent de philanthropie, ou de sentiments humanitaires, vous savez ce que vous en devez penser. Je n'ai pas à vous apprendre que la Charité fait plus que tout cela ; mais qu'elle dépasse les bornes de ce que peut l'humaine nature.

---

(1) Le chirurgien est le ministre de la nature. C'est l'expression d'Ambroise Paré, Livre IX, chapitre V.

« Le médecin et le chirurgien ne sont que ministres et aides de nature pour l'aider en ce où elle tend commodément. » Livre XI, chap. X. des plaies d'harqvebvses)

« Le médecin et le chirurgien sont ministres et coadiuteurs de nature. » (Livre XXII. Chap. I. de la peste.)

A l'hôpital, « il n'y a place que pour l'amour de la science et le dévouement chrétien. Certes, je ne m'étonne pas que la majorité des médecins ait protesté contre ces laïcisations insensées et criminelles, qui livrent les pauvres malades à des mains mercenaires. Il y a dix-huit siècles que le médecin sert les pauvres en compagnie du prêtre et de la sœur de charité, (diaconesse, ou autre). C'est là son poste d'honneur. Il tient à y rester, entouré de cette double auréole et de ce double appui » (1).

Mais le médecin a seul qualité pour personnifier l'amour de la science et la recherche de la vérité scientifique.

Lorsque vous aurez, à votre tour, votre responsabilité dans ces investigations, ne perdez jamais de vue, Messieurs, que les principes de l'éternelle justice doivent inspirer et tempérer l'avide, mais judicieux besoin de vérité, qui occupe l'esprit et remplit la vie du médecin catholique.

La nécessité du sens moral est d'ailleurs toujours considérée comme indispensable au médecin, même pendant la période révolutionnaire. — Et c'est par ce souvenir que je termine.

Cabanis, dont la doctrine matérialiste est bien connue, fut nommé en l'an III professeur d'hygiène à l'École centrale de santé de Paris, puis en l'an V professeur de clinique à l'École de médecine. Il y enseignait que « le cerveau sécrète la pensée, comme le foie sécrète la bile !.... que les phénomènes intellectuels et moraux sont le produit immédiat et l'effet direct de l'organisation..... ! » Son enseignement était donc l'opposé de celui que vous recevez ici. — Cependant Cabanis a écrit que « la philosophie rationnelle et *la morale* sont également NÉCESSAIRES au médecin ». (*Œuvres*, Paris, 1822, I. 345.) « Comme *la morale* s'identifie à chaque instant avec tous les détails de la médecine pratique, il semble qu'elle soit pour elle moins une compagne qu'une sœur » (p. 345). « C'est au médecin

(1) IMBERT GOURBEYRE. *Ibidem*, p. 15.

qu'il n'est pas permis d'ignorer la nature et la destinée des malheureux et trop faibles humains : il ne lui est pas permis d'être sans pitié, pour des misères, ou pour des erreurs, qui peuvent devenir si facilement le partage de chacun ; de n'être pas indulgent et bon, autant que CIRCONSPECT et raisonnable » (p. 347) (1).

Enfin, Messieurs, la recherche scientifique est soumise à des règles, qui ne sont pas spéciales aux sciences médicales.

Toutes les recherches scientifiques doivent être ordonnées vers Dieu et tendre à nous manifester toujours davantage la Vérité suprême, qui se réflète dans les créatures et dans les sciences de tout ordre. — Cette condition préalable étant

---

(1) Ces préceptes étonneront moins les curieux, qui reliront le Serment de CABANIS « prononcé le jour de sa réception, en 1783, dans des écoles, situées en face d'une église et près d'un hôpital ». (A la fin du tome V de ses *Œuvres complètes* :)

Grand DIEU, dont la bonté surpasse la puissance,
Toi, qui cherches l'amour et la reconnaissance,
Qui, répandant partout la vie et les bienfaits,
Composes ta grandeur des heureux que tu fais ;
Et qui, du haut des cieux sollicitant l'hommage
Des cœurs tendres et bons, ta plus vivante image,
D'un regard paternel dois voir tous les travaux
D'un art consolateur qui soulage les maux :
C'est devant ce lieu saint, rempli de ta présence,
Refuge où les remords retrouvent l'espérance ;
C'est de cet asyle offert à la douleur,
Temple plus saint encore (?) et plus cher à ton cœur,
Où ton culte sacré n'est que la bienfaisance,
Où nos yeux attendris vont avec complaisance
Voir, à côté des maux dont l'homme est accablé,
A combien de vertus l'homme fut appelé......
Que je jure (DIEU bon, tourne vers moi les yeux,
Écoute mes serments, écris-les dans les cieux),
Je jure qu'à mon art, obstinément livrée,
Ma vie aux passions n'offrira nulle entrée......
Je jure que jamais l'intérêt ni l'envie
Par leurs lâches conseils ne souilleront ma vie......
Que ma tendre pitié, que mes soins consolants
Appartiendront surtout au malheur solitaire,
Et du pauvre d'abord trouveront la chaumière ;.....
Qu'il me deviendra cher autant que respectable !

sauvegardée et aussi les lois de la morale naturelle et de la morale catholique étant observées, — il est loisible à chacun de s'adonner librement et amplement à toutes les recherches accessibles à ses moyens et à sa condition.

On peut ne pas ordonner la science vers Dieu et dévier de cette direction fondamentale imposée à l'intelligence humaine par le Créateur ; et cela de deux manières : — ou bien en cherchant mal la vérité, c'est-à-dire en la cherchant par des modes illicites ou imprudents, en la puisant à des sources impures, en poursuivant la recherche de vérités inutiles, ou superflues ; — ou bien en usant mal de la vérité acquise, c'est-à-dire en en tirant vanité, en l'employant pour forfaire au devoir.

Ces principes, qui sont les mêmes pour tous, doivent plus particulièrement régler le sentiment du respect du médecin catholique auprès de son malade : — la prudence, la justice, l'énergie et la commisération sont toujours nécessaires au médecin ; — son malade a toujours la dignité de l'homme ; il est surtout l'image et la ressemblance de Dieu.

C'est là ma Foi ; — j'en fais ma Loi.

Lille Imp. L. Danel.

www.ingramcontent.com/pod-product-compliance
Lightning Source LLC
LaVergne TN
LVHW050426160826
845677LV00002BA/562

* 9 7 8 2 3 2 9 6 9 4 4 3 6 *